大地震から認知症高齢者を守れ!!

― 小規模介護事業所の実体験から ―

編著

<small>せせらぎ代表取締役</small>
高橋　恵子

<small>認知症介護研究・研修東京センター研修企画主幹</small>
中村　考一

ぱーそん書房

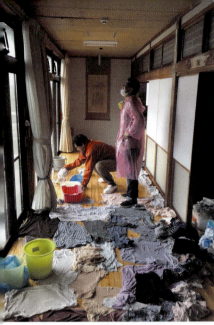
豪雨の日、雨は滝のようだった

頂いた野菜で炊き出し

浄化槽の応急処置

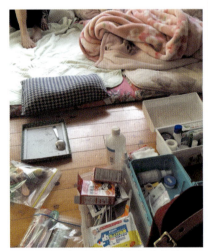
せせらぎから持ち出した応急品

甲佐町ではブルーシートが不足した

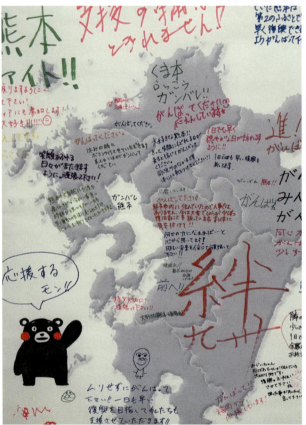
役場に届いた各県の寄せ書き

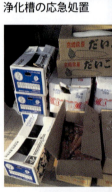

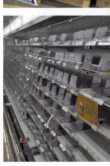
届く支援物資と地元のコンビニ

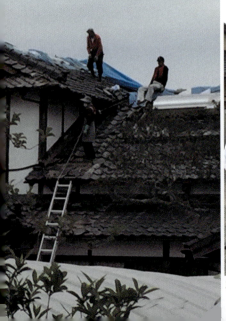

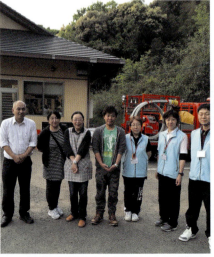
石川や新潟など遠くから来てくれた支援者

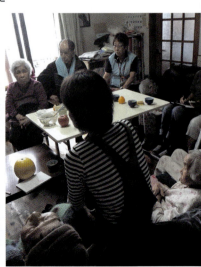
みんなで想いを伝え合う

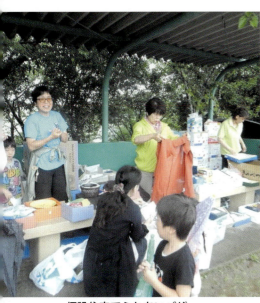
仮設住宅でふれあいバザー

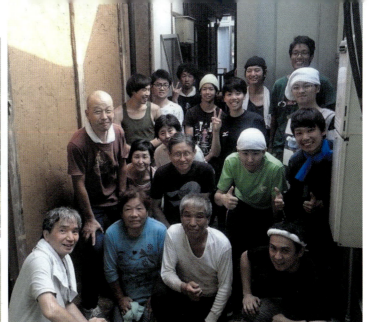
土壁再生を手伝ってくれた皆さん

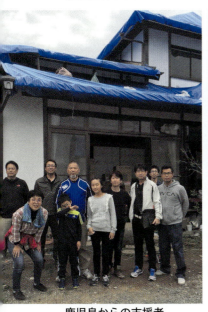
鹿児島からの支援者

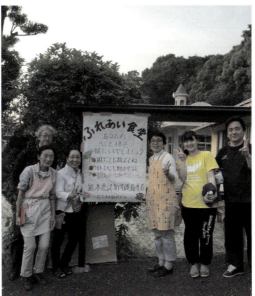
ふれあい食堂のボランティア

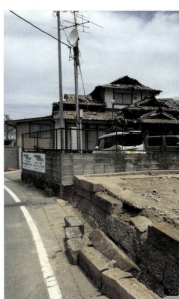
塀が崩れ、瓦が落ちて

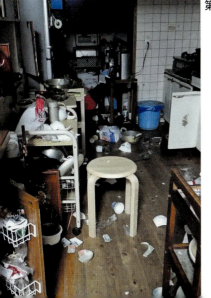
第1回目の揺れで

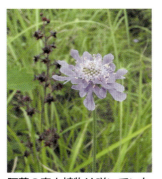
阿蘇の高山植物は咲いていた

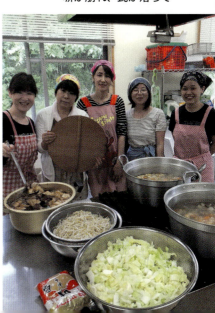
炊き出しボランティア

■ 執筆者一覧 ■

■ 編集

高橋　恵子（有限会社せせらぎ 代表取締役、グループホームせせらぎ 管理者）

中村　考一（認知症介護研究・研修東京センター 研修企画主幹）

■ 執筆者（執筆順）

高橋　恵子（有限会社せせらぎ 代表取締役、グループホームせせらぎ 管理者）

黒田　　勝（小規模多機能ホームほたる）

佐々木勝則（社会福祉法人桜井の里福祉会 専務理事・総合施設長）

山田　章平（元 厚生労働省熊本地震現地対策本部長、厚生労働省年金局 給付事業室長）

岩﨑　弥生（千葉大学大学院看護学研究科 特任教授）

成田　則子（社会福祉法人ふじ寿か会グループホームそまやまの里 統括リーダー）

石口　房子（特定非営利活動法人日本ホスピス・在宅ケア研究会 副理事長）

中川　愛子（特定非営利活動法人日本ホスピス・在宅ケア研究会 理事）

久米　律子（特定非営利活動法人日本ホスピス・在宅ケア研究会 会員）

中林　秀仁（ハピログ株式会社 代表取締役）

中村　考一（認知症介護研究・研修東京センター 研修企画主幹）

小野寺敦志（国際医療福祉大学 准教授）

横山　俊祐（大阪市立大学大学院工学研究科 教授）

「はじめに」にかえて
震災を体験して改めて思うこと

　3.11 東日本大震災、4.16 熊本地震、この両日、私は、一生忘れられない日になりました。東日本大震災では、岩手の友人の事業所が被災して、3月22日に熊本からワゴン車で必死に駆けつけた、いわば支援する側の立場でした。しかし、一面の海底の泥に埋まった果てしない瓦礫を見て、いったい、自分たちに何ができるのだろうと呆然と立ちすくんだことを覚えています。その後、何度か岩手に支援のため、物資などを持参しましたが、自分たちは九州からの強行軍で、人手不足に苦しむ事業所に1週間スタッフ1名を出すのがやっとでした。
　そして、熊本地震は起きました。
　東日本大震災の支援後、帰熊すると桜が満開で、あちこちで花見を楽しむ様子がみられ、違和感を抱きながらも日常は過ぎ去っていきました。あのとき、誰が熊本でも、このような巨大地震が起きることを予測できたでしょうか？
　いえ、実は予測はあったのです。2015年、地震研究者は、九州に潜む断層の危険性や地面の見えないうねりを報告していました。しかし、熊本の現地では、災害に対し、あまりに無関心だったのです。
　あのとき、もっとみんなが意識していたら、事はここまで大きくならなかったのではないでしょうか？　震災による死者の数は、もっと少なかったのではないでしょうか？　皆さんの地域では、備えはできているのでしょうか？
　不思議なことに、熊本地震は自分たちの事業所、自分たちの地域に起きた大変な出来事であり、激震と指定されるほどの災害であったのに、私たちの記憶は薄ぼんやりとしています。心理の先生方に聞くと、「PTSDではないか」と言われます。日常に適応するために、私たちの心が震災の記憶を忘れさせようとしています。また、震災から半年後、熊本で被災した多くの県民が、うつなどの病も発症しました。
　熊本地震の体験は、このままそっとしておけば静かに風化していきます。風化とは、被災していない他者が、その気持ちもわからず、気にもとめなくなることだと思っていましたが、そうではなかったのです。被災した自分たちの心が風化を促進していくのだと今、気がつきました。
　そこで改めて、あのときの災害の怖さや、災害支援の素晴らしさを思い起こし、熊本から発信する必要を感じました。私たちには災害時に支えてくれた仲間がいます。その方々にもボランティアで書籍化への協力を求めました。貴重な資料として、Facebookに記した内容

をもとに記憶を繰り、認知症の人を支えるケア者・地域住民として、必死に暮らしてきた日常とその気づきを皆さんに投げかけたいと思いました。さらに、支援者の立場からの示唆やどこでも使えるマニュアルも考えました。災害は、明日、皆さんの職場で起きることかも知れません。実際、日本の地質や地域の災害の歴史を辿れば、それは、自分たちのこととして、きっとご理解頂けるだろうと思います。この本を、特に現場経験の少ない若手スタッフの皆さんにもご紹介ください。

　まず、災害への備え、どうか間に合いますようにと、心から願っています。

平成 30 年 5 月吉日

高橋　恵子

目 次

Chapter 1 熊本地震とは？ ──────────────（高橋恵子） 1

Chapter 2 熊本地震 災害の実態

1. 緊急段階 ──────────────────（高橋恵子） 2
1. グループホームケア　発災から3日間 …………………………… 2
2. 1週間後、ホームに帰るまで ……………………………………… 3
   - インタビュー　若手スタッフ2人が経験したグループホーム震災当日　4
3. 日頃より地域と接点をもつことの重要性 ………………………… 5
4. 震災時の利用者やスタッフの状況から …………………………… 6
5. 在宅の認知症高齢者を支えるために(在宅の訪問介護の事例) … 7
6. 災害時の行政や地域との関係性について ………………………… 8
7. 必要な情報をSNSで伝える ……………………………………… 9
8. 発災後最初の支援物資の輸送について …………………………… 10
9. 発災直後、早過ぎると困ること …………………………………… 12
   - 回　想　発災初日、私は台湾にいた!!　13

■災害時、認知症の人を支えるために必要な小規模事業所管理者の心得
　　　　　　　　　　　　　　　　　　　　　　　　　　（高橋恵子）14
   - コラム　震災から1ヵ月、小規模多機能ホームの状況　(黒田　勝) 18

2. 応急段階 ──────────────────（高橋恵子） 20
1. 被災したホームに帰って …………………………………………… 20
2. 避難所で認知症の人と生きて、何を感じたのか？　何が必要だったのか？ ……… 21
3. スタッフも被災者になって ………………………………………… 22
4. 震災後、生じやすい疾患に注意する ……………………………… 24
5. 緊急介護支援チームと継続的な支援 ……………………………… 26
6. 震災後のストレスと向き合うために ……………………………… 28
7. 熊本地震と自然観察の関係性―ストレスマネジメントの観点から― ……… 29
8. 発災後、介護請求のために何が必要だったか？ ………………… 31

3. 復旧・復興 ─────────────────（高橋恵子） 33
1. 支援を受けて感じたこと …………………………………………… 33
2. 震災のストレスは、慢性的に響いていくことを知ってほしい … 33
3. 事業継続のために何が必要だったか？ …………………………… 34

4. 予防段階 ──────────────────（高橋恵子） 37
1. 災害は忘れた頃にやってくる―東日本大震災や熊本地震に学ぶ― … 37
2. 災害を想定したマニュアルをどう作成するか …………………… 38
3. 持ち出し物品や食材の保存方法 …………………………………… 39

Chapter 3　事業所側の自然災害への備え　――（佐々木勝則）　40

1. 命を守るために　……………………………………………………………　40
2. 守った命を継続するために　………………………………………………　42
   - コラム　厚生労働省現地対策本部から熊本の皆様へ　（山田章平）　44

Chapter 4　震災の支援とフェーズ　――（岩﨑弥生）　47

1. 災害サイクルとフェーズ　…………………………………………………　47
2. 予防段階における支援　……………………………………………………　48
3. 緊急段階における支援　……………………………………………………　49
4. 応急段階における支援　……………………………………………………　50
5. 復旧・復興段階における支援　……………………………………………　51

Chapter 5　支援に向かう側からの視点

1. DCATの活動　――（佐々木勝則）　53
1. 災害派遣福祉チーム(DCAT)の重要性　…………………………………　53
2. DCAT活動の実際　…………………………………………………………　53
3. 桜井の里福祉会DCATの仕組みと活動　…………………………………　56
4. DCATの必要性　……………………………………………………………　58

■緊急時DCATによる熊本支援結果報告　（成田則子）　59

2. 日本ホスピス・在宅ケア研究会の活動　――（石口房子、中川愛子）　65
1. 特定非営利活動法人「日本ホスピス・在宅ケア研究会」　……………　65
2. コーディネーターの役割　…………………………………………………　65
3. ボランティアの活動内容　…………………………………………………　67
   - インタビュー　災害支援活動に心を寄せて　68
4. 被災地ボランティアより見えた課題　……………………………………　69
   - コラム　震災経験者として思うこと　（久米律子）　73

Chapter 6　小規模事業所への災害支援活動の心得
　　　　　　　　　　　　　　　　　　　　　――（中川愛子、高橋恵子）　75

1. 出発前に調整をしておく　…………………………………………………　75
2. 出発前にできる限り被災地の情報を収集する　…………………………　75
3. 支援先の事業所の理念を確認してイメージしておく　…………………　75
4. 関係づくりは、まず"あいさつ"から　…………………………………　76
5. 被災地では、自分の身は自分で守る　……………………………………　76
6. 支援中、被災者の思いに耳を傾ける　……………………………………　76
7. 被災地では利用者の安全を第一にケアにあたる　………………………　77
8. ボランティア間で情報交換・申し送りをする　…………………………　77

9. 活動を受け入れてくださったことを感謝し、学習したことを伝える ……… 77
10. 活動を振り返り、同じ団体の支援に行けなかった人に活動を報告する ……… 77

Chapter 7 災害時のコミュニケーションツール ――SNSは何をもたらしたか―― （中林秀仁） 79

1. 被災現場のコミュニケーションツール …………………………………… 79
2. 災害時の対応が強化されたFacebook ……………………………………… 82
3. SNS利用にあたっての留意点 ……………………………………………… 84
4. 記録に残し、思いを伝える ………………………………………………… 85

Chapter 8 被災者と支援者をつなげるネットワーキングの必要性 （中村考一） 87

1. 認知症介護研究・研修東京センターと指導者ネットワークについて … 87
2. SNSを活用したコーディネートの在り方 ………………………………… 88
3. 全国認知症介護指導者ネットワークによる支援の成果 ………………… 88
4. インターネットを活用した指導者間の連絡調整 ………………………… 89
5. 災害時のSNS活用 ………………………………………………………… 95

■SNSを活用したネットワークの成果について （高橋恵子） 96

Chapter 9 災害時のフェーズとケアの在り方――主にストレスマネジメントの観点から―― （小野寺敦志） 97

1. 日常から非日常へ、非日常から日常へ …………………………………… 97
2. 置き去りにされる被災経験者の心理 ……………………………………… 99
3. 慢性期以降の継続的なメンタルヘルス対策をしっかり行うこと ……… 100

Chapter 10 復興支援ふれあい活動

1. 避難所カフェ「ふれあいホームほたる」 （高橋恵子） 102
1. 避難所カフェに至るまで …………………………………………………… 103
2. ふれあい活動の参加者 ……………………………………………………… 104
3. ふれあい活動の内容 ………………………………………………………… 104
4. 熊本地震からの復興を願って
   ――仮説住宅や被災地域でのカフェ(ふれあい)活動と生活支援―― … 105

2. 小規模多機能ホーム「ほたる」の土壁復旧 （横山俊祐） 107
1. 復旧を可能にする「耐震補強」 …………………………………………… 107
2. 計画的ではなく、場あたり的な復旧のプロセス ………………………… 108

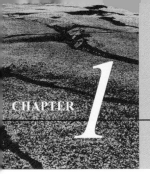

CHAPTER 1 熊本地震とは？

せせらぎ　高橋　恵子

■はじめに

　平成28年4月14日21時26分、熊本県熊本地方を震央とする、震源の深さ11km、気象庁マグニチュード6.5の地震(前震)が発生し、熊本県益城町で震度7を観測した。その28時間後の4月16日1時25分には、同じく熊本県熊本地方を震央とする、震源の深さ12km、マグニチュード7.3の地震(本震)が発生し、熊本県西原町と益城町で震度7を観測した。さらに16日の本震以降、熊本県熊本地方の北東側に位置する熊本県阿蘇地方から大分県西部にかけて、および大分県中部においても地震が相次ぎ、熊本地方と合わせて3地域で活発な地震活動がみられた。熊本地震の余震の回数は年間で4,000回を超え、熊本県内の死者は50名に上り、震災関連死を含めると220名を超えることがわかった。また、断層に沿った住宅の被害が熊本、大分両県で1万棟を超え、震災から半年後、夜眠れないなど震災うつになる人が増えた。

〈熊本地震被害状況〉

　震度1以上を観測する地震が4,296回発生(震度7：2回、震度6強：2回、震度6弱：3回、震度5強：5回、震度5弱：12回、震度4：117回、震度3：410回、震度2：1,168回、震度1：2,577回)。

死亡	50人(熊本市4、南阿蘇村16、西原村5、御船町1、嘉島町3、益城町20、八代市1)
震災関連死	170人
大雨による二次災害死	5人
負傷者	重傷1,130人　軽傷1,552人
建物	住宅　全壊8,688棟　半壊33,809棟

(平成29年4月12日24時現在. 熊本県まとめ)

　震災直後はライフライン寸断。新幹線・バス運休、高速道路も架橋の倒壊・道路の崖崩れなどで、通行止め。熊本空港も欠航。電気は約1万戸が停電。市ガスは、1,100戸が供給停止、ガス漏れ通報は、15日時点で54件に、水道は、7万戸が断水。通信は、携帯電話がつながりにくく、一部のサーバーもダウンし、一時メールも読めなかった(熊本県・熊本日日新聞より)。ツイッター・LINE・Facebookなどは有効だった。

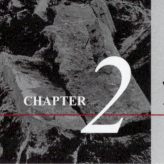

CHAPTER 2　熊本地震　災害の実態

せせらぎ　高橋　恵子

1. 緊急段階

1 グループホームケア　発災から3日間

　グループホームせせらぎは、熊本県上益城郡甲佐町にあります。4月14日、21時、利用者は静かに眠りにつきました。スタッフが休憩しようとしたそのとき、地面がゴーッとうなり出したのです。その後地面が大きく揺れ出し、想像を絶する縦揺れ横揺れが続きます。若い夜勤者と宿直者は、初めての体験に慌てました。認知症で90歳代の方々も多く、半数が介護度4・5の方であるグループホームせせらぎで、どうすればよいのか。宿直者と夜勤者は、認知症の人を背負って外に出ようとしましたが、瓦が落ちてくるし、外は寒さがしみます。認知症の方が、その状況下で長く外にいることは難しかったのです。しばらくして、近所の方々や利用者家族などのサポートがあり、利用者の移動を手助けしてもらい、避難所にて一

ポイント
・災害のイメージトレーニングを日頃より行う。
・冷静に判断する。
・ケガをさせないこと。
・危険の少ない場所はどこか考えておく。

考えてほしいこと
・直後の対応と、災害の種類に合わせた避難先を考えていますか？
・日頃より地域の方々と訓練していますか？

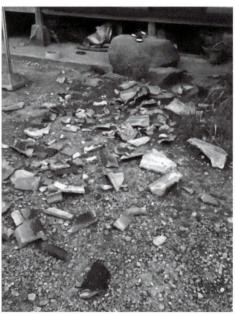

震災のときに落ちてきた屋根瓦

夜を迎えました。
　翌日、いったんグループホームに帰り片づけていましたが、夕方まで余震が続き、消防団の勧めで、本震があった深夜は、地域の避難所に行って、利用者とスタッフは過ごすことになりました。そして本震のとき、利用者全員移動するどころか、立つこともできない激しい揺れで、スタッフと利用者は、58秒の間、からだを寄せ合い、室内で布団をかぶって過ごしました。家屋の隅々が軋み上がり、スタッフは、天井がいつ落ちるかも知れないという恐怖と戦いました。後に夜勤者は、このとき「このまま、自分の家族にも会えず、死ぬかも知れない」と強い不安を感じたと話しました。そうして翌日より、地域住民との避難生活が始まったのです。

2　1週間後、ホームに帰るまで

　避難所では、行政と連携し、地域の認知症高齢者も受け入れて介助し、ケガ人の処置、大掃除など行いました。炊き出しが行われており、認知症介護のネットワークを駆使して、物資を補給し地域の仲間にも届けました。その後、自宅が大規模半壊以上の人しか、避難所にとどまれないことになり、グループホームに帰るべく、危険箇所、浄化槽などのライフラインの点検を行いました。このとき、多くの住民が瓦礫を踏むような自宅に帰っていくしかなかったのです。

ポイント
・避難先でのプライバシーを保つ。
・衛生面をどう保つか考える。
・現場の被災状況の確認。

考えてほしいこと
・必要な持ち出し、物品はまとめていますか？
・避難先では水、電気は使えますか？

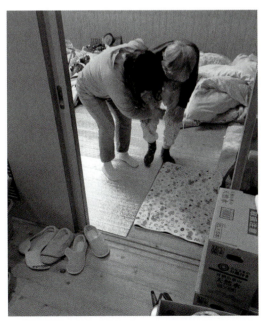

昼夜を問わずトイレ介助中

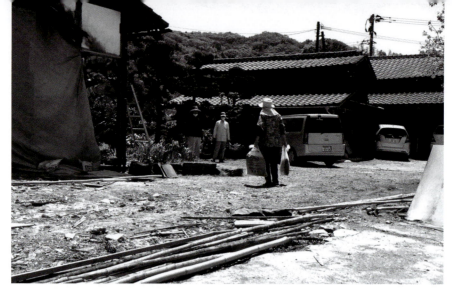

せせらぎの隣人宅　支援のブルーシートを持って

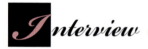

若手スタッフ2人が経験したグループホーム震災当日

グループホームせせらぎ　北村　美咲

21時26分　リビングのソファーにいました。遅出のスタッフは、21時ちょうどに帰りました。いつもは訪問介護事業所に勤めている福田さんが、宿直を手伝いに来ていました。せせらぎでは、夜勤者のほかに宿直者を置いています。デイルームで、就寝準備をしていました。皆さん床について、落ち着いたので、お腹が空いていたのを思い出し夜食をとろうと思いました。そのとき、ガタガタと家屋が揺れ出し、下げていた時計が真上から落ちてきてガラスが割れました。ガシャーン‼　震度6の大きな揺れでした。直後に、福田さんが起きてきました。利用者2人も起きてきて、不安そうにしています。和室に自分たちで来ていました。

　さらに余震が次から次へと続きます。電話が次から次に鳴り出します。直後に東京や福岡の事業所から安否確認の電話が入りました。次に近くのスタッフからの電話でした。「今から行った方がいいか？」という電話で、「来てください」と頼みました。

　スタッフ2人で「外にいったん避難しようか」と相談しました。利用者3人を外に出した時点で、「寒いから中に入る」と利用者が中に入ろうとします。宿直者が、外で利用者をおんぶして降ろそうとした際に、下腿を擦りむいてしまいました。このときは余震が続き、外も瓦が落ちてきて危険な状況でした。

　近くに住む井芹さん一家が様子を見に来てくれました。小さい子どもも一緒でした。スタッフのテツさんも到着し、台湾にいた代表と連絡がつき、家屋の中で一番安全と判断したデイルームに、みんなで移動しました。井芹さんはいったん帰りました。その後、利用者家族が、

3　日頃より地域と接点をもつことの重要性

　発災直後、地域に住む職員が様子を見に来てくれました。そのあと来てくれたのは、地域の区長と消防団、福祉推進委員さんです。日頃、運営推進会議で、火災時の避難訓練を一緒に行っていましたが、この熊本地震はみんなが初めての体験です。家の中より避難所がいいだろうという区長の判断で、消防団の屈強な男性が、利用者を布団ごと避難所に運んでくれました。ちょっと荒いと思われるかも知れませんが、緊急性を有する状況では、迅速さが優先だと思います。

近くにいたからと心配して来てくれました。
22時00分　デイルームに移動して、固まっていました。
23時00分　すぐにスタッフがもう1人来てくれました。
24時03分　さらに大きな地震が襲います。再度、震度6。
　近くで巡回していた区長さんと消防団員が一番先にと、せせらぎに駆けつけてくれました。「もう避難した方がいいから」と近くの公民館へ移動しました。「ここに、せせらぎのばあちゃんの布団を敷け！」「ここに休ませろ！」で、布団ごと担架のように移動してくれます。後でスタッフが、オムツを持ってきましたが、余震が続き、薬は持参できませんでした。朝まで余震が続きます。公民館のトイレは和式なので、スタッフが中腰になりながら、2人介助で排泄してもらうことにしました。
　調理場の茶碗は割れていましたが、朝から炊き出しができて、おかゆがつくれました。昼過ぎまで避難していたのですが、地域の方もみんな自宅に帰って行きました。「もうこれ以上太かとはこんけん、(大きな地震はないだろうから)帰ろう」ということでした。午後は、家族3名もきて片づけを手伝ってくれました。外の瓦も他事業所から支援がきて、片づけてくれました。その日は断水。停電。飲み物は、家族や小規模のスタッフが持ってきてくれました。押入れの中にも水を確保していたので助かりました。トイレはポータブルトイレにオムツを敷いて排泄しました。
　その後も余震が続き、再度、手伝ってもらいながら、16時に地域の福祉センターの避難所へ移動し、必要な最低限の物資も持参しました。
　　　　　「よく頑張ったね。よく乗り越えたね。びっくりしたよね。」と聞きながら(高橋　恵子)

5

その後、区長はユンボを持参して、道に倒れた塀の片づけも手伝ってくれました。車を動かさなかった若い職員は叱り飛ばされていましたが、大変ありがたいことです。また、以前、水道工事の仕事をされていた近所のご主人は、体調が優れなかったにもかかわらず、水漏れを応急処置してくださいました。こんなとき、ご近所さんたちに救われていると思います。普段から、地区の会議や神事、草取りや溝掃除に参加していることが大切であり、いざというときは地域の仲間として認めて頂いていることを実感しました。

　地域の皆さんによく叱られるからといって、遠のいていてはこのような支援は頂けなかったと思います。言葉の荒い区長さんも、裏を返せば地域思いの繊細なところのある方だと思います。これからも一緒に、この地区を守っていきたいと思いました。

　それと、頂いた支援物資は、私たちもお裾分けをしました。農村であるにもかかわらず、電気がこないことで精米ができないご家庭や野菜が切れたご家庭には、大根や精米されたお米が、小袋でも大変喜ばれました。これも、全国のネットワークがあったお陰です。

ポイント
・地域住民、家族との連携。

考えてほしいこと
・常日頃より、地域の人や家族との関係づくりを行っていますか？
・困ったときはサポートし合っていますか？

4　震災時の利用者やスタッフの状況から

　震災時の、認知症である利用者の状況についてよく聞かれます。最初の印象でいうと、スタッフが3人いて、小さい部屋に利用者と寄り添い、からだに触れながら添い寝する状況でしたので、大きな混乱はなかったと思います。しかし、大きな地鳴りが聞こえて大きく建物が揺れ出すと、90歳代の利用者が、しっかりした声で君が代を歌い始めました。スタッフは、この声に救われたと言い、後でよその事業所でも似た話があり、これは戦前の教育によるものだと推測できました。昔、戦前の少年少女が、熊本にもあった空襲のとき、これを歌って耐えるように教育されたのです。それほどのショックを感じていたことを、私たちはそのとき気がつきませんでした。食事が進まない人には、主治医に相談し、避難所でバスケットボールのスタンドを点滴台代わりに使いました。その後、グループホームに帰り、大変な中にも一生懸命ケアを続けていました。そして、2～3ヵ月したとき、利用者の身体状況の悪化、特に循環器疾患をもつ90歳代の利用者が、相次いで衰弱して亡くなられ、改めて震災による心身への影響を

ポイント
・添い寝の効果。
・認知症高齢者をどう守るか。

考えてほしいこと
・震災のストレスから利用者をどう守りますか？

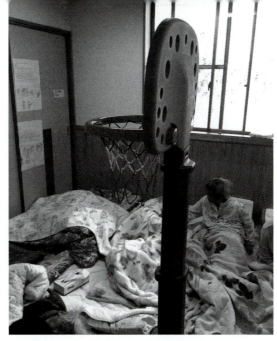

避難所で点滴台代わりに使用

感じたのです。

　この頃、在宅の利用者も膵臓癌で他界されました。共に震災関連死にはなりません。スタッフは必死に利用者を守っていたのに、つらい別れが続き、いつもより落ち込みがひどかったように思います。スタッフを支えていた私自身も実は精神の限界を感じており、なんらかの癒しを渇望していました。野花を見に行こうとした日、被災時の看取りについて支援者に改めて聞かれ、「今は話したくない」と強く怒ったことを覚えています。

5　在宅の認知症高齢者を支えるために（在宅の訪問介護の事例）

　当法人では、在宅を支えるサービスとして、小規模多機能ホームや訪問介護事業所があります。小規模多機能ホームは配食サービスもしており、震災以降早めに配食も始めて、地域で暮らす高齢者の見守りに努めています。

　熊本市の訪問介護ステーションは、東区にみずたま、中央区にはなももという2ヵ所のヘルパーステーションがあります。在宅の登録ヘルパーは、年配の方が多く、まずはヘルパーの安否確認が必要になりました。益城町に住むヘルパーも多かったので、自宅に住めなくなったり、ご主人が家屋の下敷きになったり、直後は大変でした。しかし、震災当日、家族も含めて無事が確認されると、早速、利用者の居場所を確認して回ることになりました。ほとんどの家は電気が使えず電話が通じなくなっていました。管理者の竹下さんは、職場に泊まり込み、おにぎりをつくって、同じく在宅を支えるケアマネジャーと地域をグルグル回ってくれました。利用者が、

ポイント
・在宅の安否確認。
・居場所、食べ物はあるか？
・どこにつなぐか？

考えてほしいこと
・在宅の利用者の避難先は決まっていますか？
・家族情報や医療情報はまとめていますか？

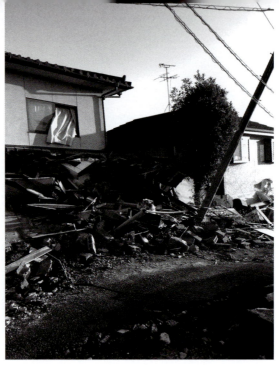

益城町にて

お腹が空いているんじゃないかと、バッグにおにぎりを忍ばせて回ります。雰囲気でわかるのか、子どもたちが、おにぎりがもらえると思って寄ってきます。「ごめんね、おばあちゃんを探してるの」そう言いながら、去っていくのもつらかったと言っていました（いつもは熊本の子どもたちはこんなことはありません。よほどお腹が空いていたのでしょう）。そうしてつらい思いをしながら、一人ひとり利用者を探し当てて、一緒に抱き合います。「よかった、生きとったね」。それから、行き場所を相談します。家族のいる多くの人たちは、他県の親族の家に引き取られていきました。しかし、仮設住宅ができると、ヘルパーさんがきてくれるなら、こっちがいいと自宅に帰っていく方も多くいました。この間、ほとんどは、介護保険に頼らないボランティア事業になってしまいました。これも被災したときは問題だなとつくづく思います。本当は、管理者やサービス担当責任者の訪問相談に、居宅支援と同じように報酬をつけるべきと強く思うのです。

6　災害時の行政や地域との関係性について

　以前、熊本県や市町村の災害対策について調べたことがありました。九州では、大分などの沿岸の市町村の自主防災訓練が素晴らしいと聞いたことがありました。東日本大震災の支援に入ったときに目にしたのは、避難所を守る自主防災組織とそこを巡回する保健師さんなどの活動でした。"自分たちのことは自分たちで守る"が基本になっていたように思います。

そこで熊本に帰り調査すると、なんと小地域(各区)の半数ほどしか地域で組織されておらず、非常に課題に感じ、地元紙にも取り上げてもらい、みんなで考えたことを覚えています。熊本地震の際には、70%ぐらいに上がっていたと思いますが、「つくれと言われたから名前をあげた」という程度のものが多かったようです。実際の活動では、民生委員や福祉推進員、地元消防団などの活動がメインだったように思います。その際、消防団には要援護者台帳などもなく、地域を1軒1軒巡回し、高齢者などをピックアップして避難所に連れてこられていました。

炊き出しは、避難所で被災した人たちから、「自宅の片づけなどで疲れ果てる」と不満が噴出していました。最初は、せせらぎは食べ物を出して、避難所全体の掃除を請け負い、ケガ人の処置などをしていたために、炊き出しは免除されていましたが、後には、「炊き出しにもこないで！」と怒られたことがありました。これは、1週間もすると、支援していた人たちがいなくなり、考え方が変わってくるからです。さらに震災の不安やストレスが高くなり、小さないざこざが増えてきます。せせらぎが避難所を出た後は、衛生的に問題があるからと、炊き出しは中止になり、おにぎりやパンの支給だけとなっていました。

この頃、せせらぎには支援者や物資があり、母屋以外で部屋が使えたので、グループホームに帰ってくることができました。

また、被災直後から、政府の官僚と呼ばれるいつもはなかなか会えない内閣府や厚生労働省の方々が現地を回って状況を把握してくださいました。このように被災地を回る地道な作業は、これからの国の未来を支える人たちには、ぜひ今後も続けていってほしいと思いました。

ポイント
・地域の防災意識。
・炊き出しは誰がするか。
・助け合えるようにコミュニケーションをとる。

考えてほしいこと
・地域の自主防災活動はありますか？
・炊き出しをイベントにすることができませんか？

7 必要な情報をSNSで伝える

震災発災後は、生きることで必死です。震災直後は、電話に応えることは困難です。大事な近くの職員とのやりとりが一番重要かと思われます。ご心配はありがたいのですが、直後の電話は控えてください。お願いしたいことがあれば、生きていればこちらからかけます。こんなときはSNS(Social Network Service)が有効です。私たちはラインで無事を確認し、Facebookに自分たちの情報を掲載しました。日々、震災後の状況や必要なもの、生活必要品は移り変わっていきます。使える道も限られます。的

ポイント
・直後の安否確認の仕方。
・SNSなどでは、いつ、どのように伝えるか？

考えてほしいこと
・支援者はどこにいますか？
・どのように情報を発信しますか？

確に情報を出さないと支援者にも伝わりません。

　例えば、Facebook上で発災直後は無事を確認し合いました。次に、支援者に道路の陥没を知らせました。支援者がいることを知れば、用心してきて頂くために居場所やルートを知らせました。必要となる物資は、東日本大震災の支援で学んだものでした。震災当初は、生理用品やトイレットペーパー、オムツ、バナナなどの果物、水、紙コップ、お尻拭き、手拭きなどを頼みました。この内容を見た仲間が物資を購入し、先遣隊に渡してくれました。

　次の日はみんなに聞いて、水のいらないシャンプー、歯磨きガム、ポリタンク、清拭用タオル、パンツ、ロングライフ牛乳、缶詰、割り箸、コップなど、水が出ない地域用のものを依頼しました。時々、ほしいもの以外のものが届くとありがたいのですが、収納がなく困りました。その後、せせらぎでは物資が集まってくるため、地域の事業所へ無料の宅配を繰り返すことになりました。

　大きな法人でも、当初は物資が不足していたので助かっていました。しかし、2ヵ月もしてくると、これらの物資がくると現場の片づけの邪魔になるので注意が必要です。支援する側は、なるべく極力タイムリーに運んで頂けると助かります。

ポイント
- タイムリーに必要な物を伝える。
- ほかの事業所と連携する。

考えてほしいこと
- 物資をどう集めてどう運んでもらいますか？

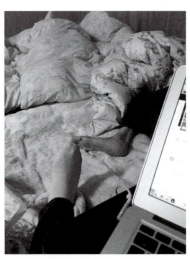

夜揺れる避難所で連絡を取り合ったSNS

8　発災後最初の支援物資の輸送について

　発災後、たくさんの連絡を受けましたが、最初に支援活動を始めたのは、認知症介護指導者の仲間たちでした。15日にすぐに駆けつけてくれたの

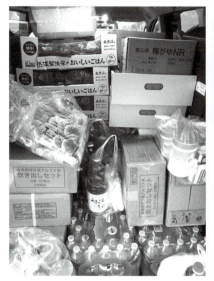
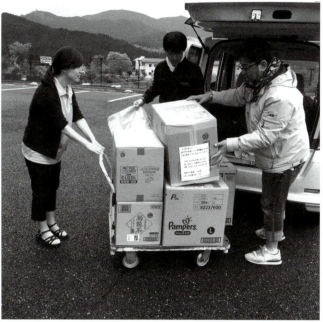
支援に来てくれた指導者

は、熊本の認知症介護指導者の松永さんの指示を受けたメンバーでした。片づけを手伝い、ブルーシートを張るために屋根に登ろうかという申し出には、まだ揺れが続いており、危険なので断りました。また、他県からの支援も早ければよかったかというと、被災地の揺れがひどいときに二次災害に巻き込まれたらと思うと、不安に思うこともありました。

　長崎の認知症介護指導者の森さんと吉田さんが、トラックを運転してきてくれましたが、高速道路が閉鎖されて使えず、途中の道も安全が確認されていない状況でした。大変な状況下で、彼らは17・18日と支援物資を配って行きました。

　悲惨な道路状況と渋滞で、長崎からは朝出ても深夜にしか熊本には着きませんでした。また、途中から水が出ず、避難所以外、熊本ではトイレが使えない状況になっていました。泊まるホテルもなく、夜間はトラックで休んだようです。本当にありがたいと思います。もし帰り道も彼らに何かあったらと、とても心配しました。しかし、危険を顧みず、その後も県内外の指導者の温かい物資の支援は続きました。お陰で、上益城の事業所や県南の事業所に物資を配布することができました。まさしく命拾いしたのでした。

　先遣隊として被災地に入るとき、必要なルートの確認はGoogleに若干早く情報が入ったようです。途中の道路の崩壊や、橋も段差がある場合がありましたので、渡る前に確認も必要です。地元消防団などの巡回警らがありましたので、身分証明書や行き先などの証明ができるものがあった方がいいようでした。比較的、福祉関係の看板車両は、通りやすかったと思

ポイント
・早期の支援のリスク。
・二次災害を避ける。
・ルートの確保。
・ボランティア保険。

考えてほしいこと
・知り合いの事業所が災害にあったら皆さんはどうしますか？

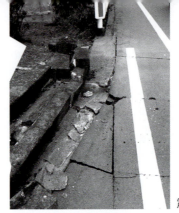

震災後の道路状況の悪化

います。私たちも東日本大震災のときに経験がありますが、長距離移動の際はディーゼル車だと車両の後ろに脱出用の燃料タンクが積めます（ガソリンスタンドが機能していないので、現地では給油できないのです）。

　運転は交代で行い、できればボランティア保険などに加入することをおすすめします。また、食べ物・飲み物、寝袋や毛布など、野宿できるものも必要かと思います。揺れが強いときは、運転は控えて、安全な場所で休んでください。

9　発災直後、早過ぎると困ること

　被災地では電話は、ひっきりなしになります。大きな揺れ、電話の音、アラームの音と、大きな地震を知らせる音もひっきりなしだとストレスにしかなりません。ありがたい心配の電話も、利用者や家族と連絡を取っている居宅介護のメンバーからは、「代表の知り合いが多くて、電話の対応に困ります！」と叱られる結果になり、慌ててフェイスブックに個人情報となる携帯電話番号を記載しました。せせらぎでは、個人の携帯も合わせると、1日200件ほどの電話がかかります。内容も直に支援のことであればよいのですが、単なる安否確認などは、もっと落ち着いてからの方がよいと思いました。メールもサーバーダウンしたので、やはりSNSなどでの情報交換がいいかと思います。

　被災直後、ちょっと困ったのは、「空室があるから利用者を引き受けましょうか？」とか、「義援金を集めていますから振込先を」という相談、また、早過ぎる被災地の研究者による建物調査、生きるのに必死な時期は、「片づけできない！　まだそんな余裕ないよー！　調査だけでなく手伝っていってよー！」と泣きたくなるほど対応に困りました。また、地元に家族がいるのに、1人だけ利用者を見ず知らずの事業所に預けるわけにはいかず、「ほかの事業所の利用者でもよいので紹介してください」と言われると、

ポイント
・現場のことを考える。
・連絡は調整し合って。
・支援ルートを決める。

考えてほしいこと
・相手の立場に立って支援の順番を考えてみよう。

「申し訳ないけど、自分たちで探してください」とお話するしかありませんでした。本当に必要なときは、こちらからSNSなどに掲載します。それと、普段は研究に協力していますが、災害のときの研究のための調査は控えて頂き、現場が落ち着いた頃にお願いしたいものです。もしくは対応しかねますが、建物だけ写真に収めにきてください。また、マスコミの皆様、被災直後の被災地感情を踏みにじるような取材の仕方は気をつけてください。散々対応して、地元住民の必死な活動を写してもらったのに、結果、益城ばかりの報道にがっかりしました。マスコミ報道の在り方で、その後の市町村に対する義援金や支援物資の集まり方も大きく違うことを覚えておいて頂きたいと思います。

 ## 発災初日、私は台湾にいた！！

　実は、最初の発災時、法人の代表である私は、台湾に介護交流に出かけていました。4月14日の夜、台湾でも大々的に、熊本地震が報道されたのです。NHKでは、熊本空港が海のように揺れている映像が流れました。私たちは、LINEで無事を確認したものの、熊本で頑張っている職員のためにも早く帰りたいと思いました。翌日、奇跡の4時間(空港が空いた時間)に熊本空港に降り立ちました。

　夕方着いて、せせらぎ周辺を回るまで、通常30分のところが4時間ほどかかりました。各事業所の様子を見て、みんなが無事だったことを確認し、自宅に帰ったのが23時。その後、本震があり、「あー、これが熊本地震か」と改めて地震の怖さを知りました。御船町の私の比較的新しい自宅も、骨組みが取れるのではないかと思うぐらい、ガラガラと屋根が浮いて見えました。地震とは突き上げるものなのですね。不気味な咆哮とともに、まるで地面の下をゴジラが這いずっているようだと思いました。テポドン攻撃かと思った熊本県民も多かったのです。その後、私も10日間、避難所にいることになりました。

　せせらぎのグループは、ホーム系では、グループホームと小規模多機能ホームと小規模な宅老所があります。私がいない間、地域の区長の指示で、さっと避難所に移った事業所もあれば、中には保健師さんの誘導で、利用者の状況に合わない階段つきの公的施設に移り、さらに徘徊する男性利用者が嫌がられ、特養の地域交流室に行った事業所もありました。こんなとき、各事業所でフレキシブルに動ける職員育成が重要になります。普段から、権限移譲を行えるほどの、イメージトレーニングが必要です。

災害時、認知症の人を支えるために必要な小規模事業所管理者の心得

せせらぎ　高橋　恵子

1 普段から、災害時を意識させる教育を行う

- マニュアルよりも、イメージトレーニングが生死を分ける。
- 事業所の地形を理解し、どのような災害が起きる可能性があるか、どのように避難すればよいのか日頃より考える。消防署や消防団と合同訓練も効果的。

2 災害時の飲料水と食べ物の確保

- 乾パンやラーメンなどは、高齢者の口に合わない可能性が高い。
- 米・味噌・醤油・鰹節・梅干し・干物や保存のきく野菜(干し大根や椎茸など)などを、うまく組み合わせてローテーションしながら、古くなり過ぎないように保存する。
- いざというときに、外でも煮炊きができるよう、バーベキューコンロやアルミかまどなどを準備しておくと便利である。年に数回、若い職員でも使いこなせるように地域の皆さんと災害訓練を行いながら使用する。

3 地域との連携は普段から意識する

- 消防団に事業所の建物の構造や利用者の紹介を行う。
- 区長や民生委員、老人会長との連携、運営推進会議での呼びかけや地元行事へも積極的に参加する。地域の清掃作業などで仲よくなるよう努めるとよい。

4 行政との意見交換や情報交換は普段から行う

- 市町村の福祉課や地域包括支援センターはもちろんのこと、総務課・防災課などとも意見交換や情報交換を行っておく。福祉避難所に関する確認や一緒に避難する高齢者の有無、避難所でのサポートの仕方、災害時の救急対応への協力体制などを打ち合わせておく。

5 発災時の現場職員との連絡を大切にする

- 発災の状況は、その日の現場のスタッフしかわからないことも多い。状況を電話で確認

する際は、安否などの内容を確認したら、現場を励まして早めに電話を切る。
- 電話が鳴り止まないこともあるが、電話より実際の命を守ることを最優先させる。
- ガス栓を閉めて(最近は、地震の際には勝手にガス栓が閉まるものも多いので確認を)、避難できる腰窓などを開けておく(大きな地震の揺れでは、家屋が歪み、窓やドアが開かなくなることも多い)。
- 1人では、外まで全員を出せないことが多い。家屋の中でも、倒壊しない耐性のあるガラスの少ない場所を選んで集合させる(火災発生時は別。状況によって異なるので、そのイメージトレーニングを行う)。
- 火災発生時は、横になってもらった方が煙を吸わない(足の弱い高齢者は布団ごと引いてくる。ちょっとしたケガより命を優先する)。

6 緊急時、近くの職員や隣近所からサポートを受ける体制づくりを

- 発災時、遠くの職員が危険な道路を運転してくるよりも、身近な職員のサポートや近所のサポートの方が、命を救える可能性が高い。
- 職員同士が「何かあったらよろしくね」と頼み合う。また、近隣の方々に「自分たちが大丈夫だったら次に見にきてほしい」と頼んでおく。日頃から災害を考えておくことが、人間関係をよくしてくれる。

7 災害時、何を持ち出すか、何を身に着けるか決めておく

- 発災時はとにかく慌てやすい。まず一晩、どこかに避難するとすれば、水や薬が重要。また利用者にケガなどあれば、利用者の病状や薬、家族の連絡先を書いた情報シートが必要。災害用に1つにまとめておくことを勧める。
- ヘルメットや防災頭巾がない場合は、化繊ではなく綿毛布などをたたんで頭からかぶり、身にまとうことを勧める。防寒対策や頭を守ることができる。火事の際は、化繊に火がつきやすいので気をつける。

8 最低限の衛生用品
　（路上で過ごすときは、ブルーシート・新聞紙・ビニール袋など）

- 誰にでも使えそうな紙オムツ：パッド類やお尻拭き(衛生的にも新品のお尻拭きは重宝する)、救急用品、市販の置き薬。外での排泄には、ダンボールにビニール袋を敷いてオムツを置き、簡易トイレにする。

9 虚弱高齢者のサポート：災害時はお互いさま、誰にでも優しくすること

- 発災時、可能な限り、虚弱高齢者の対応を支援する。
- ケガをした人や風邪を引いた人には、薬を分け合う。
- ボランティアからの食材が残ったり、衛生用品が残ったら地域の困っているところに配布するか、取りに来てもらう。

10 SNSなどで状況を確認し、支援を募る

- 大規模な災害では、電話は使えなくなることが多い(電話は、使えても採択の安否確認が多いので、LINEなどでスタッフに一斉に状況を確認し、Facebookやツイッター機能などで、支援者と連絡を取る)。
- 災害の規模によって、県内の事業者と連携するか、他県の支援を受け入れるか早急に検討する。広域な大規模災害の場合、最初は被害は少なくても物資などなくなる可能性もある。今回は、他県(特に九州地区の認知症関係の事業者)と連絡を取った。

11 必要な物資や必要な支援方法をタイムリーに伝える

- 管理者が被災して大変なのは、利用者やスタッフを守ること。また、電話対応やボランティア対応にも追われる。当初の支援は顔見知りか、その知り合いに絞りタイムリーに伝え、必要な物資を受け取るようにして、必要なところには必要な人を配置してもらう。1ヵ月ほどそうしたやりとりが続くため、それで疲弊することもある。
- 外部の慣れたコーディネーターを活用する方法もあるが、ボランティアによってはそれを素っ気なく感じることもあるため、最初の挨拶やなんらかの交流(ミーティングや意見交換、ピアカウンセリング、一緒に食事)を考えた方がよい。

12 ボランティアは、介護だけではないことを理解してもらう

- ボランティアは、1週間ほどの支援からがベスト。ボランティアにはそれぞれが抱く被災地のイメージがあり、2泊3日ほどでは、双方が理解し合えない可能性もある。
- 最初は双方が手探り状態。その人は何ができるのかを見極めるまでは、職員とともに利用者の見守りから参加してもらう。
- 双方が共に慣れてきて、過去の経験も聞いたところで、少しずつ身体介護なども頼む。片づけものや子どもの世話などスタッフが助かることを手伝ってもらうこともあるの

で、最初に話しておく。

13 ボランティアの寝食をどうするか、話し合っておく

- 発災直後から少し落ち着いた頃にスタッフ支援に来てもらうときは、ホームで寝る場所をつくるか、交流室などを使うか、早期に検討する（気にしなくてもよいというが、実際には、まったく気にしないわけにはいかない）。
- 最低限の食材を持参していることがあるが、グループホームなどは一緒に食事をすることで仲間として、認識してもらえることもある。もちろん、現場に食材がないときは、持参したものを食べてもらう（私たちは、来てくれたことがうれしかったので、仲間として一緒に食事をしたし、その方が気が楽だった）。

14 DCATの育成を全国規模で行う必要性

- 災害派遣福祉チーム（DCAT）の重要性は、東日本大震災から叫ばれている。グループホームの認知症ケアに長けた人たちが来てくれたときは、どれだけ嬉しかったか。スタッフミーティングで、一緒に泣いてくれたときは、どんなにありがたかったか。1泊2日の体制で、介護にあたっていたスタッフの大きな心の支えになった。現場の中堅クラスの派遣は、災害時のあらゆることを想定しており、他事業所の支援にも向かってもらった。休みをとってもらった日には熊本の被災状況を見て、記録にもまとめていた。まさしく、彼らはスペシャリストだった。このような動きは、全国的に広げていく必要がある。

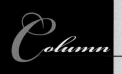

震災から1ヵ月、小規模多機能ホームの状況

小規模多機能ホームほたる　黒田　勝

■4月14日地震時の状況

21時30分

　泊まり8名、夜勤職員1名でした。地震が発生し、隣に住む元職員1名がすぐに駆けつけてくれました。次に事業所から10分ほど離れたところに住むパート職員も到着し、それと同時に自分も事業所に到着します。そのときは2人で利用者を連れて建物から出ようとしていたときでした。

　区長と連絡を取りながら緊急避難の話をする中で、区長の即時の判断で地区のふれあいセンターに避難しようということになりました。そのお陰で10分前後にはふれあいセンターに全員無事に避難できていました。

■センターでの状況

　小規模多機能ホームほたるの避難先での対応としては、泊まり利用者8名＋毎日通いの利用者、さらに地域で、腎機能低下のために透析している1人暮らしの方、家族で避難し高齢者だけ避難し切れなかった方などへの対応を行いました。翌15日は天候がよいこともあり、行き場がなかった人たちが、「今なら移動できる」と考え、次々とふれあいセンターを訪れてきました。

　ほたる利用者の家族や甲佐町住民のため、携帯番号をほたる玄関に貼り、ふれあいセンターにみんなで避難していることや無事であることを掲示し、それぞれの家族の対応を待ちました。2日後の本震のときはみんな起きていました。しかし、大小の余震が続き、何かあればすぐにまた逃げなければいけないと思い、車いすの方はそのまま座った状態でずっと待機してもらっていました。

　その際、体調が悪くなった方は地震後1人だけで、その方も発熱がありましたが、点滴をしてすぐに回復しています。利用者は居場所が変わっても、対応する職員が変わらないことや、地域の顔見知りの住民の方たちと一緒に過ごしているため、心身共に落ち着いているように見えました。今考えると、利用者が落ち着いているため、ケアする職員も落ち着いてケアにあたれていたように思います。

　震災から3日間はとても忙しかったのを覚えています。小規模多機能ホームとしての役割

は当然のこととして、自主事業の活動もあり、翌15日の電話相談は65件にも及びました。配食事業35件、小規模の登録者25名とそのご家族の対応や安否確認が中心でした。日中、ふれあいセンター内は虚弱高齢者が多く、人数的には13名でしたが、日中、自宅に戻り片づけなどをしている家族も夜にふれあいセンターに戻ってくると、全体で35〜40人ほどにも人数が膨れ上がっている現状でした。

■地域の皆さんへも炊き出しを

避難所であるふれあいセンターでは食材を探し、炊き出しをしながらの支援活動でした。はじめは、避難先のライフラインの仕組みと状況がわからなかったため区長に聞きました。センター周囲は、みんな停電していたのですが、ふれあいセンターは太陽光パネルの蓄電があったということで電気は当初から保たれていました。それで携帯は使えました。東北の震災の経験学習があったため、水の確保はできていました。衛生面でも感染予防しておかないといけないと思いました。災害時は、時間との勝負ですが、さまざまな時間ロスが生じてくるので大変でした。

人員については、職員も被災しているので、一番近い隣の元職員が来てくれて、4人で回していました。本部にも報告はしていましたが、どの事業所も状況は変わらず、物資の支援などでは支え合えましたが、人員不足はやむを得なかったのです。避難所は、高齢者や子どもなどさまざまな年齢層となります。ほかの避難所では、周りから邪魔者扱いされる高齢者もあり、行き場をなくすこともあります。各避難所にしても、炊き出しをしているところとそうでないところがあります。「ふれあいセンターばかりが恵まれている」と逆に不満が出ることもあるようで、行政もサポートを推奨しなくなりました。それでも当時、法人に対する支援物資で、ほたるのスタッフが中心になって炊き出しをしていました。ふれあいセンターは避難所としての長期的な利用は難しく、行き場のない高齢者のサポートを考えなければなりませんでした。避難所の行政職員も、いつの間にか地元の人ではなく、他県からの支援者が担当していて、相談するのも難しくなりました。「今、自分たちがしっかりして、今後の対策をしっかり考えねばならない」と、法人本部と話し合い、被災した建物を点検し、仮補修し、可能な居場所を確保して、みんなを連れてほたるに戻ることにしたのです。

2. 応急段階

1 被災したホームに帰って

　4月22日、被災して雨漏れのする母屋を除き、台所を含むホーム半分で、生活を始めました。屋根瓦が落ち、外壁が倒れており、同時に瓦礫の撤去も行いました。この頃、グループホームのDCAT(災害派遣福祉支援チーム)が到着、支援活動を開始、瓦礫の撤去、利用者やスタッフの話し相手、身体介護、ほかの事業所との電話連絡(被災地の拠点活動)を担ってくれました。

　同時に、日本ホスピス・在宅研究会と名乗る方々からの支援の申し出があり、初めて出会うことから、不安に感じながらも支援を受け入れました。最初、訪問看護師で、全身状態の観察や医療的処置には慣れていましたが、

ポイント
・ホームの点検、片づけ。
・安全な場所を探す。
・支援者の受け入れ、コーディネート。

考えてほしいこと
・支援者をどう受け入れるか？
・人数は？　受け入れ先は？

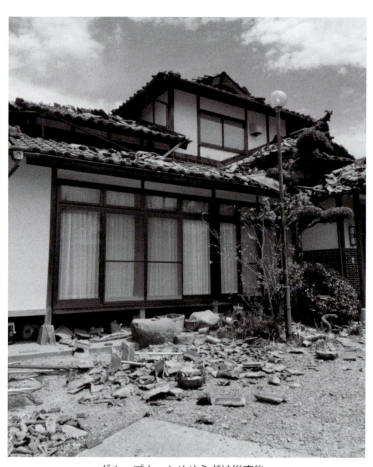

グループホームせせらぎ被災直後

認知症ケアでの"待つケア"や極力車いすなどを使わない方針、また熊本弁などには戸惑われ、丁寧なオリエンテーションの重要性を感じました。その後も5〜10日ほどの支援を交代で続けてくれます。その中で、支援者として気づいたことやオリエンテーションを受けたことを丁寧に申し送り、グループホーム側の手間を省いてくれました。また、送迎の手間を省けるよう、現地まで車で来てくれることもありがたかったです。利用者の全身状態の観察や身体介護、夜間のスタッフの心理的ケアに重要な役割を果たしてくれました。

2 避難所で認知症の人と生きて、何を感じたのか？何が必要だったのか？

発災当初、私たちは、避難所で、1つの布団に2人ずつ休み、認知症の人を抱きしめながら横になりました。繰り返される揺れ。スタッフは、1泊2日で、3人ずつは、現場に入れるようローテーションを組みました。夜間は、夜勤者、宿直者と、管理者である私は、本震後10日間は自宅に帰れずにいました。日中、他県からのボランティアの誘導や地域への物資の配布に協力し、ありがたいと感謝しながらも、段々と頭が正常に働かない苛立ちも抑えていました。その中で、スタッフはよく頑張ってくれました。後に燃え尽きたものもいます。しかしそのときは、みんな必死によく耐えていたと思うのです。何しろ、地域の虚弱高齢者の支援やけが人の世話など、福祉避難所が機能しなかった町や村では、避難所では、避難先の看護職や介護職が地域の人の支援も行っていたのですから。

よく認知症の人はどうだったのかと聞かれます。「大きな混乱はなかった」「歌を歌っていた」「よく休んでいた」などと、最初は少し悠長に答えていました。確かに、利用者は、スタッフが身近にいる安心感はあったと思います。しかし、高齢で重度化した利用者に異変が起きたのは、その2ヵ月後です。その頃は、グループホームに帰り、ボランティアの支援も受けながら、半分しか使えない家屋の中で、利用者の命を守ることに必死でした。最初にその異変に気づいたのは、月に2回ほど定期的に受けている臨床動作法の先生から、「ものは言われないけど、利用者さんたちのからだの緊張が著しい。やはり影響を受けているのではないか」と言われたときです。震度4〜5の地震が続いていました。支援者により食材は届いてい

ポイント
・発災時のローテーション。
・避難先での支援活動。
・利用者の状態観察。

考えてほしいこと
・その場その場で起きてくることと、最初から想定して動くことの違いを考えてみよう。
・震災関連死を調べてみましょう。

ました。ボランティアも来てくれました。しかし、利用者の身体機能の低下も気になり出していた頃です。

　コミュニケーション障害のある認知症の人は、スタッフがいると安心されますが、中・長期的に考えると、体内で起きていることはそれだけではなかったのです。地震による緊張状態、避難による身体機能の低下、時としてボランティアスタッフによる過剰介護も気になり出していたときでした。地震のとき、高齢者は、循環器疾患の悪化や栄養状態の低下、身体機能の低下などに十分気をつける必要があります。スタッフは、震災後、出勤できなくなったスタッフもいて、慢性疲労を溜めながらよく頑張っていたと思うのですが、室内の片づけなどもあり、精一杯やっていても終わらない感がありました。そこでストレスマネジメントを意識し、スタッフにも支援者からマッサージなど受けてもらいました。

　家屋が修復され、スタッフの気持ちも緩んできたとき、発災から3ヵ月後に1名、4ヵ月後に1名の90歳代の利用者が亡くなられました。2人とも循環器疾患を有し、昨年から看取り期であることは、家族と確認してきており、震災をよく乗り越えたとスタッフには伝えました。しかし、スタッフの疲弊感はこのときを境に強くなってきました。1回のグリーフケアでは、スタッフの気持ちは、上を向かなかったのかも知れません。「もしあのとき、あの地震がなかったら、もっと長生きされていたに違いない」。そんな思いが、私たちをマイナス思考に向かわせていたのです。管理者である私自身も切ない思いを隠し切れませんでした。

3　スタッフも被災者になって

　熊本地震の本震では、スタッフの居住地である益城町、熊本市東区、御船町、甲佐町、城南町など、グループホームの近隣の市町村も被災しました。特に断層近くの家々では、全壊・大規模半壊の家もありました。グループホームや在宅を支えるスタッフの中には、自宅では休めず、車中泊やテント泊を続けるものもありました。仮設住宅やその他の居住を見つけるまでは、スタッフは不安を抱えたまま働くことになります。スタッフによっては、グループホームの宿直の方がよほど眠れるという者もいましたが、夜勤者がいるといっても、利用者と並んで過ごす宿直では完全な休養とはいえませんでした。

ポイント
・スタッフは休めているか。
・エコノミークラス症候群。
・さまざまなストレス。

考えてほしいこと
・スタッフも被災者になったとき、どのような支援が必要だと思いますか？

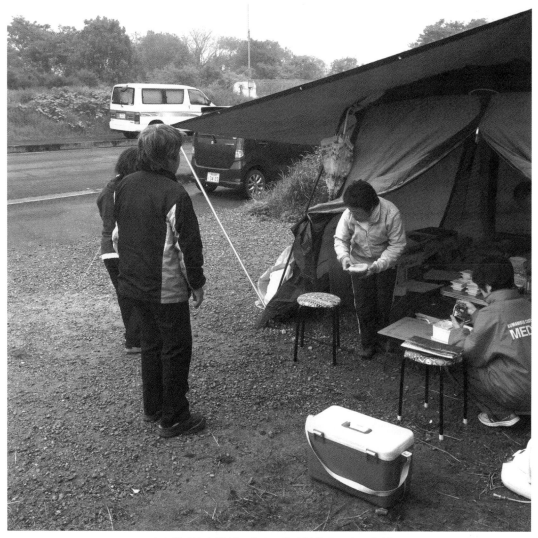

自宅前で夫と地域の方々。車中泊やテントで生活

　それほど、地域の自宅でも過酷な状況がありました。スタッフの数人は、エコノミークラス症候群になりました。血栓溶解剤を内服していた者もいます。また、家族がそうなってしまった者もいました。家屋の中で過ごすこと自体に強い不安を感じ、家屋の崩れている者を見るだけで不安で過呼吸になる者もいました。

　車中泊では、ワゴンタイプの方が休みやすかったようです。軽などの車両では足が伸ばせず、血流が悪くなりがちです。若干テント生活の方が、まだよかったのではないかと思います。わが家の主人と娘もワゴン車で、年老いた猫と一緒に毎晩寝て、地域の人と毎日炊き出しして過ごしていました。10日後、自宅に帰ったときは、冷たく、「どちら様ですか？」と聞かれました。冗談であってほしいと今も願っています。残念ながら、20歳だったわが家のチャトラン（老猫）は、その後腎不全になり、息を引き取りました。

4　震災後、生じやすい疾患に注意する

　避難所では、動き回ることが不自由になりやすく、また、ボランティアの支援により、自分たちで活動することが減り、生活不活発病になりやすいと言われます。震災時、買い物に行くにも店が開いていないことや外出も危険なことから、外歩きもほとんどしない日が続き、下肢筋力の低下も見受けられるようになります。避難所の狭い部屋では、1つの布団に2名で、からだが触れるように休み、それはそれで安心感がありますが、昼間も布団をたたみ、それに寄りかかるようにして過ごします。繰り返す余震では、布団をかぶって対応しましたが、身体機能を維持することは容易ではありません。また、緊張が続き、ストレスが溜まると、循環器疾患が悪化しやすくなります。熊本地震の際、車で過ごす人は、エコノミークラス症候群になってしまった人たちも多かったのです。

　せせらぎでも、福岡からリハの先生方が来て、利用者や車中泊を続けるスタッフのためにも、エコノミークラス症候群の予防のため施術してくださり、弾性ソックスを持参してくださいました。

　災害時、高齢者の健康を守ることは重要です。睡眠の改善、運動の維持、血栓予防、良質な食事、褥瘡予防、体重維持、感染症予防、血圧管理、メ

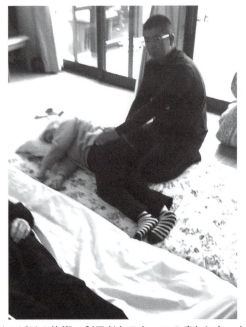

リハビリの施術。利用者とスタッフの癒しになった

ンタルヘルスなど、可能な限り、利用者の健康維持を考えます (詳しくは、災害時循環器疾患の予防・管理に関するガイドラインをご参照ください)。

　以下は、中でも、災害発生時の栄養管理のポイントを踏まえたうえで、実際の熊本の体験から、現場でできることをまとめてみました。

■ 災害発生時の栄養管理のポイント

1. 良質な食事をどう確保するか？

- 避難所などで、提供される水やおにぎりをきちんともらったうえで、重度ケアが必要な方々には、鍋やガスコンロなどあれば、おじやにする。ない場合は、水を加えて、さじなどで潰しながら食べてもらう (温めたレトルトカレーをかけて、潰したこともある)。
- 支援の要望として、冷蔵庫が使えない場合、保存のきく野菜、シーチキンの缶詰めやバナナ、粉ミルクなど、冷蔵庫が使える場合は、卵や肉魚なども、震災直後から早めにお願いする。
- 野菜・果物の補給が困難な場合、野菜ジュース (できれば無塩のもの) などでカリウムの補給を行う。
- 災害初期から、塩おにぎりや漬物などで塩分が高くなるので、食材が足りてきたら、塩気のあるものは減らす。

2. 栄養障害による浮腫や皮膚トラブルに注意する

- 災害時、おにぎりばかりを食していると、炭水化物に偏ったエネルギー過剰や浮腫が生じる可能性がある。また、ショックによる食欲低下や偏った食事で、体重減少や皮膚トラブルなども生じやすいので、全身状態のチェックを行う。

3. 停電や断水時の感染症予防をどうするか

- 停電や断水が続くため、キレイな水が湧いている場所を探したり、井戸水を確保する。飲水用には、ペットボトルの水を使う。可能な範囲で手洗い環境 (消毒など) やトイレの衛生などに注意する。
- 支援物資には、消毒薬を含むウエットティッシュや台所で使える除菌スプレーなどをお願いする。
- 調理場に入るスタッフとトイレ介助のスタッフは、入れ替わらないようにする。

4. 脱水予防・循環をよくする

- 食事摂取状況が不良の場合は、特に水分不足に注意する。

- 常にペットボトルを持ち歩く。行き先で水がないことがある。
- 普段から、家庭で可能な減塩災害食を備えておく。
- 市販されている一般的な災害食は、賞味期限が長く、常温において保存可能なものとして工夫されているが、食塩含有量が多かったりする場合がある。
- 小規模な事業所では、平時から米や味噌、醤油、備蓄できる梅干しやらっきょう、海藻や椎茸など、使用可能な食材をランニングストックとして常備しておくことが望ましい。
- 大豆などは、加工済みでも栄養価は落ちにくく、やわらく食べやすい。豚肉・玉ねぎ・青魚・鶏肉・トマト・そばなども循環をよくするので、支援物資に入れてもらう。

■ 参考文献　1) 日本循環器学会・日本高血圧学会・日本心臓病学会合同ガイドライン（2012–2013年度合同研究班報告）：災害時循環器疾患の予防・管理に関するガイドライン．
　　　　　　　http://www.j-circ.or.jp/guideline/pdf/JCS2014_shimokawa_h.pdf

5　緊急介護支援チームと継続的な支援

　日本認知症グループホーム協会新潟県支部と岩手県支部のDCATは、揺れが続く4月20日に熊本入りしてくれました。岩手県支部は南阿蘇に、新潟県支部は上益城に来てくれました。グループホームの支援をグループホームのベテランが支援してくれることは、何よりありがたいものです。オリエンテーションも簡単に、状況を見て判断してくれました。彼らは普段より、DCATとしての教育を受けている先遣隊でした。1週間ほど滞在し、頼めば断ることなく、利用者のケア、物資の搬入、他事業所への必要物資の確認など、なんでもしてくださいました。また、明るい笑顔で、私たちや利用者を癒してくれました。宿泊には、サテライトで使っていた山の中の一戸建てをボランティア・シェアハウスとして使いました。たまたま無事だった建物拠点は、ボランティア同士の情報交換や休養の場としても有効でした。

　4月23日の朝に行ったミーティングは、「震災後つらかったこと」をみんなで話しました。自宅で、子どもたちのそばにタンスが落ちてきたこと、お父さんが役場職員で、自宅も全壊なのに避難所などで罵倒されてつらそうにしていること、自宅は半壊、職場ではおばあちゃんたちと1泊2日

ポイント
・DCATに何を頼むか。
・DCATにも休養が必要。
・DCATとの交流。

考えてほしいこと
・ボランティアスタッフが休養できそうな場所はありますか？

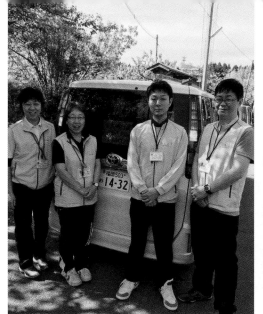 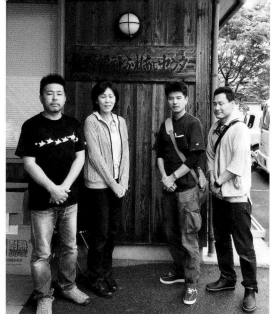

支援に来てくれたDCAT

で頑張ったこと。いつのまにか、すすり泣きが聞こえてきました。なんと泣いていたのは、新潟から来た男性2人、太田さんと横山さん。スタッフは、優しいお2人が特に共感してくださったことで、ずいぶん癒されたようでした。女性の青木さんと内山さんも、とてもしっかりされていて、私たちもとても安心でき、これからのことも相談できました。彼らは、現地の状況を的確に伝え、次の石川県・神奈川県チームにつなげる支援をしてくださいました。

■ 長期的なボランティアの支援活動への配慮

4月30日から、日本ホスピス・在宅ケア研究会の訪問看護師さん方の支援を受けることになりました。彼女たちは継続的に1名を派遣してくれることになりました。実は最初、千葉大学の知り合いの先生の紹介と勘違いしていたのですが、どうもサンダーバードという団体の方々の紹介だったようでした。この日から細く長い心温まる交流が始まっていきました。彼女たちは、病院や訪問看護の経験者が多く、グループホームケアが初めてで、認知症の自立支援の考え方に少し戸惑っている方がいらっしゃいました。しかし、この交流を機に、認知症ケアをより深く知って頂くことにもなりました。私たちも、彼女たちの勇気ある息の長い災害支援の活動を知る機会になり、現在では、「お帰りなさい」というように家族的な交流をするほどになっていったのです。

本当は、せせらぎでは1日や2日の短日ボランティア支援は、指導者以外は断っていました。なぜなら、本当に煩雑な現場では、最初のオリエ

ンテーションをしっかりするための十分な時間がなく、誤解を生じたまま、不全感を感じてお帰りになることを避けたかったからです。これは、自分が思い描く被災者支援とイメージが異なるときに生じてきます。慣れないボランティアによっては、「化粧とかして」「コーヒーもカレーもある？」「見守りばかり？」と話される方もあります。私は化粧はもともとあまりしませんが、地域の方やほかの支援者を見ての一言でした。被災地でも化粧する人がいてもいいでしょう。

　みんなで、つらかった経験を話そうという日、スタッフは頑張って食材を集めてカレーをつくってくれました。グループホームケアは仲間づくりと思っています。現場が強く勧めるときは、一緒にあるものをありがたく頂きましょう。

　また、背景（資格や経験・所属団体）のわからない方を受け入れることは、私たちにもリスクがあります。最初は、見守りになることはやむを得ないと思います。さらに、ボランティアを受け入れるときはいいのですが、管理者は、ボランティアからの離脱のとき、スタッフには心理的負担が生じることも配慮すべきだと思います。その人たちが、親しめば親しむほど別れはつらくなり、現場も暗くなりがちです。ボランティア団体側とうまく調整し、間隔をあけるとか、慣れたボランティアに話だけを聞きにきてもらうなどして、ボランティアからの心理的離脱を行います。

　慣れたボランティアの中には、自宅に帰った後もハガキなどで励ましてくれることがあります。今や私たちの宝物です。

ポイント
・ボランティアからの離脱のとき。

考えてほしいこと
・ボランティアとの交流とその離脱のときの心理的負担を考えてみましょう。

6　震災後のストレスと向き合うために

　熊本地震後のスタッフは、震災による影響や、自宅が被災し自宅に帰れず、車中泊を続けるものが大勢いました。夏もテント暮らしや納屋暮らし、家族の病状も悪化し、今にも辞めてしまいそうなスタッフ同士が支え合って、認知症のお年寄りを支えていました。昼間ボランティアの方がいるときは笑顔でも、夜勤のときに行くと、泣いていたり、非常に感情的な波が押し寄せていたと思います。

　震災発災直後は、みんなが必死に利用者を守っていました。１泊２日もつらかったと思いますが、その後自宅に帰ってからも各自も片づけで気が休まらなかったと思います。中には、家族に責められるものもいました。

ポイント
・スタッフの本心は？
・自宅の様子や家族は？

考えてほしいこと
・スタッフを支えるために誰が傾聴するか。

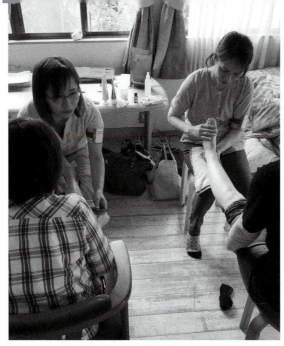

フットマッサージのボランティア

　子どもや年老いた家族を置いて職場に行く彼女たち。きっと、身が切られる思いだったと思います。

　ボランティアスタッフの中には、ピア・カウンセリングに参加してもらったり、ベテラン看護師の中には、夜間カウンセリング的な会話をしてくださる方々もいました。私自身も震災後1年ほどで、同じ人の相談も含めて25回を超える離職の相談を聞いたと思います。その頃、その中でも直後から来られなくなったスタッフも含め、法人の90名中5名ほどが離職につながりました。多くは、よく頑張ってくれていたので、燃え尽きに近いものだったと思います。しかし、15名ほどは、話をして落ち着いたら、頑張ってくれるようになりました。わたしは、基本的には、"家族のことも含めて、とことん話を聞き、感謝を伝える"、"今後必ず、現状がよくなることを一緒にイメージする"ということを繰り返しました。また、アロママッサージなどのボランティアをスタッフ向けにもお願いしました。食材も自宅用にも提供したり、時々は県外の研修や食事にも連れて行きました。そのときは代表者として必死でした。お陰で多くの職員が残って今も頑張っています。

7　熊本地震と自然観察の関係性 —ストレスマネジメントの観点から—

　あの熊本地震から2年が経ちました。今でも思い出したように震度3程度の地震が続いています。上益城郡の道もだいぶよくなってきましたが、

1年間で車のタイヤは磨り減ってしまい、交換が必要でした。また、多くのマスメディアで報道されているように、あの4月14・16日を境に私たちの暮らしは、大きく変わりました。

　特に私は、認知症の人を支えるグループホームの経営者であることから、連日、職場に泊まり込み、他県のケア仲間の支えで、物資を運んだり、職員を気遣ったりと、連勤10日を迎えていました。自然観察くまもとの先輩方も、被災された方や自宅周辺が大変で、外に出たくなくなったという方もありました。特に益城の惨状は想像をはるかに超えていました。先輩は、地域の人と炊き出しをしていた頃は、必死で元気だったのですが、その地域の人たちが、他県の親戚など頼っていなくなると、「寂しくなった」が口癖になっていました。被災地では、「家が残ってよかったね」は禁句で、自宅が全壊してもつらく、逆に自宅があっても、周辺環境の変化から強く不安を感じるという状況でした。

　その頃、八代に住む観察会会長のつるさんも全国の会員さんからの支援物資を上益城郡の被災地に何度も届けてくれました。

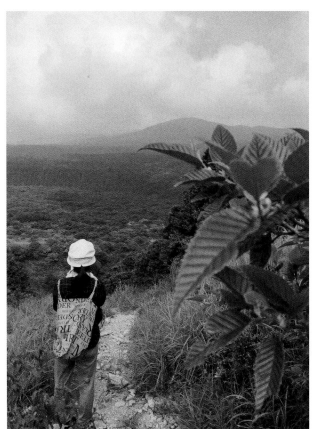

阿蘇外輪山

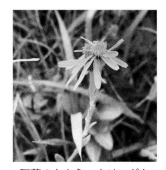

阿蘇のタカネコウリンギク

とはいえ、震度7を含む4,000回以上の地震活動は、心身に重く、響いてきます。熊本の被災地の方々は、震災1年前後に、うつ症状を呈する人が多くなってきました。私自身も、職場の仲間やその家族のそういった症状に悩まされることが多くなりました。そして、私も利用者の重度化やスタッフとの相談に疲れ果ててきました。しかし、今も頑張っています。この1年、この鬱々とした状況の中、私を支えてきたものはなんだったのだろうと改めて考えますと、自然観察会の諸先輩からのいつも変わらない「自然を眺めてみよう！」というメッセージだったのではないかと思うのです。

震災から1ヵ月ほどして、益城町に住む先輩と地震の傷跡の残る南阿蘇に出かけました。地蔵峠では、阿蘇の高山植物に多く出会い、必死にその姿や名前を覚えようとしていました。これは、禅の中にもある無の境地に近いもので、野山の散策で、全身運動をし、眺めのよいところで深呼吸をしました。この地震の中でも必死に生きる植物の強さも目にしました。この植物のように根を張り生きていかねば、と思い返し、現場に帰っていくことができたのです。後に、認知心理学のメディエーションに関する本を読んだところ、大自然の中、呼吸を整えて、無の境地になる。まさしく、その療法に近いと思いました。

極論かも知れませんが、介護現場で虐待が起きるような事業所には、草花などが飾っていないと聞いたことがあります。これは、自然を愛でることが癒しになるのか？　心に余裕がないからそうなのか？　まだ解明されていませんが、私自身は、自然の中の人を癒す力、また、自然観察の仲間の自然を愛する力、そのパワーを少しずつ頂いて、自分自身を癒すことができています。

8　発災後、介護請求のために何が必要だったか？

発災直後、避難所にスタッフと利用者を残し、2日目に建物の様子を見に行きました。ブロック塀が道側に倒れ、建物周囲には赤土と屋根瓦が落ちているのが見えました。「今年、防災瓦にしたいと思っていたのに」と悔しさがよぎります。しかし、それどころではなく急いで室内に入ります。明日は大雨となるため、急いで家屋の点検が必要です。母屋はあちこち壁のひび割れが見えます。パソコンや書籍があり、事務機能があった2階は、

ポイント
・介護報酬の請求。
・データを守るために、安全な場所へ本体のみ移す。

考えてほしいこと
・スタッフに遅配のないように賃金を届けるために何が必要か？
・実際にサポートしたことが介護報酬に反映できるか？

壁が落ちて、一部空が見えました。床は大丈夫かなど考える間もなく、「介護保険！ パソコン！ 介護報酬！」とパソコンの本体を落ちたものの中から探し、コードを外して、大切に抱え、1階のテーブルの下に、ブルーシートに包み隠しました。「もしこのまま雨が降ってデータが消えたら運営ができない。みんなに給与が払えなくなる。それだけは避けたい」と必死でした。

　実際、事務所のある母屋にブルーシートがかかるのは、その数日後で、雨漏りは避けられない状況でした。スタッフは、パソコンの本体がなんなのかわからない人もいて「その小さい箱の方、コードは後でいいからなんとか守って」と必死に揺れる中、運び出したお陰で、業者さんたちのボランティア活動で、通信も復帰。残された部屋を片づけながら請求業務が続けられました。また、データをどこにどのように保存しておくかも法人で考えておくべきです。

　その後、介護保険請求は、被災者支援のための一割負担の減免などが始まり、いったん請求したものを過誤請求で出し直す作業など、事務作業は混乱を極めていきます。震災時は過誤ではなく、一割負担のみの請求・返金が、窓口でもできるように調整が必要ではないかと思う次第です。実際に熊本市内では一割負担の還付申請が可能でした。

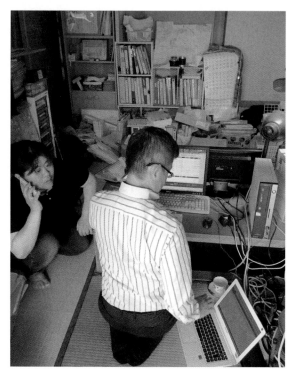

支援に来てくださった会計事務所の先生と

3. 復旧・復興

1 支援を受けて感じたこと

　支援を受けるとき、その後のことを考えると、実は勇気が入ります。すべてをオープンにし、感謝や気持ちを伝え合い、支援を受けるということが重要であるからです。時々でも、コーディネートの不全感は味わいたくないと思います。その後の報告、受け入れのリスクも考えられます。しかし、震災時のスタッフの心身の疲労は想像を絶し、昼間は笑って、夜泣くスタッフもいました。さらに、利用者の重度化、自身の家族の健康状態の悪化、家族関係の悪化などもあり、支援があったお陰で、極限状態を乗り越えることができたと言えます。その際、支援側のコーディネーターは、支援を受ける側の負担を常に考え、コミュニケーションをとり、認知症ケアを改めて学ぶように真摯に考えてくれました。

　この熊本地震の最中、水が出ない、トイレが使えない、常に天井の埃を感じ、夜間、余震に見舞われるという大変な状況と知りつつも、人間愛にあふれ、熊本の認知症高齢者やそれを支える介護職の支援を考え、家族を説得し、熊本入りしてくれた多くの支援者に、今は心から感謝したいと思うのです。

2 震災のストレスは、慢性的に響いていくことを知ってほしい

　震災のストレスは、利用者やスタッフに慢性的に響いていきます。支援を受けて数ヵ月は必死にやってきたものの、スタッフの家族の病状も悪化することが増え、発災から半年から1年、スタッフは、自宅でも家族の支援が必要な状況に追い込まれます。

　では、何が今私たちを支えているのでしょうか？　月に1回、最初から支援してくれている緊急看護を学んだ年配の看護師さんが来てくれます。また、地域の70歳代、80歳代の認知症サポーターさんが介護サポーターになって来てくれます。今まで頑張ってきたスタッフの気持ちが少しずつ上を向いて、震災後新しい仲間も迎えることができました。春も近い。そう思いたいのです。

確かにつらかった。苦しかった。しかし、この事業を継続させながら地域の認知症の人の暮らしを守っていきたいと思います。この状況を社会にも伝えながら、この震災で学んだこと、認知症の物言わぬ重度の方々から身をもって教えて頂いたことを伝えていきたいと思います。この10年後、私たちはどうしているのでしょう。熊本地震を忘れた人たちのためにこの体験を語り継ぎ、いかなる状況でも、そのときにできることを想定し、認知症の人と生き抜く智恵やその精神性を伝えたいと、今改めて感じ始めています。

3　事業継続のために何が必要だったか？

　16日の本震後、グループホームの母屋の壁にヒビが入り、屋根が落ち、合併浄化槽がピーナツを割るようにひび割れていました。ところどころで水漏れ、その後、豪雨災害に見舞われます。訪問介護やデイサービスでもスタッフが利用者の居場所を探して回る日々。グループホームや小規模多機能ホームが多少定員をオーバーして受けているといってもほどがありました。明らかに収入が下がり、家屋の修復にかなりの費用がかかることがわかりました。開設者・管理者として、目の前がまっ暗になるようでした。それにも増して、スタッフの自宅も心配で、スタッフに対して、いつもより手厚く、給与を支給することにしました。頑張ったスタッフを応援しなくてはという思いがありました。この際、負債は仕方がないと心に決めました。実際には、日本政策金融公庫から復興支援の資金を調達しました。

　表1は、熊本地震の特別な支出を一部まとめたものです。

　救いは、農協に掛けていた建物の地震保険と、必死で復興事業計画を立てて、取り組んだグループ補助金です。しかし、グループ補助金は、地震保険が降りるとその分引かれます。頂けるだけでもありがたいのですが、保険を掛けていた方が損をすると思ってしまいます。できれば掛け金だけでも補助金に入れられないか、考えてほしいものです。また、行政関係の書類は、山ほどの細かい事務作業となりました。以前、詐欺行為があったようで特に厳しくチェックされます。せせらぎは全体で、500万円ほど頂けることになりました。いずれにせよ、全額保証されることはありません。グループホーム立ち上げ当初に戻ったつもりで、不足分は頑張るしかないようです。

ポイント
- 事業継続のために何が必要か。
- 保険
- グループ補助金
- 災害復旧費等補助金など

考えてほしいこと
- ホームの災害があったときに活用できる資金などを調べておきましょう。

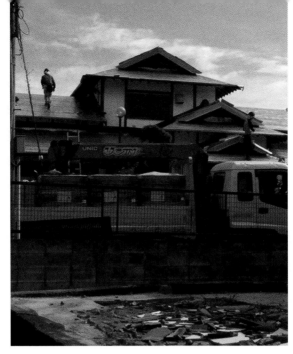

屋根の工事が始まった頃

表1　熊本地震の特別支出の一部

この間、たくさんの義援金も頂きました。時には、台湾の介護交流先からも義援金やそれにまつわるDVDを頂きました。またスタッフ研修などでのキャリアアップや福祉用具関係の処遇改善に関する補助金などを取得しました。処遇改善加算Ⅰを取っていますので、必死で、研修会やミーティングをタイムリーな内容であるリスクマネジメントやチームビルドにして行いました。正直いうと、私自身、途中で「すべて投げ出したい！」と感じたこともありましたが、支援してくださる皆さんや利用者の笑顔に救われ、どうにか継続することができました。

4. 予防段階

1 災害は忘れた頃にやってくる
― 東日本大震災や熊本地震に学ぶ ―

気象庁のデータを見れば、地殻変動がわかります。また、最近の異常気象による豪雨災害、線状降水帯と呼ばれる帯状の雲の流れや大雪など。私たちは、常に地球上の地殻変動や気象上の危機にさらされています。だからといって、異常に恐れる必要はありません。穏やかな認知症高齢者との暮らしを楽しみつつ、異常の早期発見と、早期対処を怠らないことを肝に銘じることが重要です。

熊本地震の際に、毎日流れる"今日も熊本地震による揺れは続きます"というニュース、あれを見ただけでも不安になった日々を思い出します。

経験の少ない介護職に、いざという時、利用者と地域で生き抜く知恵を授けましょう。また、日頃から、災害時に役に立つものを集めておきましょ

ポイント
・地殻変動や豪雨災害などの自然災害への備え。

考えてほしいこと
・普段より防災意識をもって調べたり、行動していますか？

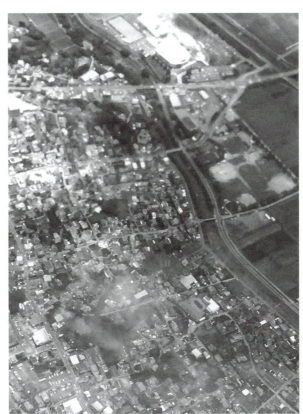

益城上空より。ブルーシートが多く見えた

う。その使い方や、考え方、災害に合わせた避難の仕方。なぜ地域と仲よくすべきか、繰り返し説いていきましょう。くどいと言われてもめげない、あり得ないと言われても、いつかくると語り続ける勇気をもちましょう。いつかきっと、あのとき、ああしていてよかったと思うときがきます。

　私たちも東日本の大震災に学び、避難訓練の重要性や建物の耐震強化、準備すべきものについて話し合ってきました。建物は、開設者として、責任をもって柱の強化をしました。実際、水を備蓄していたのはとても助かりました。

　不足していたのは、当事者となる職員の意識改革だったと思います。確かに職員はよく頑張りました。そこは、素直に褒めて頂きたいものです。しかし、私たちの事業所の慌てぶりをイメージして頂き、次の災害時の支援につなげましょう。災害支援は、ご恩返しではなく、ご恩送り。次の災害にこの経験をきっと生かしてください。

2　災害を想定したマニュアルをどう作成するか

　さまざまな災害を想定したマニュアルづくりを行政から指摘されたことはありませんか？　熊本地震では、要援護者台帳も、公的なマニュアルも、想定を超えた被害で、みんながうろたえ被災直後は役に立たなかったと思っています。

　県内各所でも、福祉避難所でさえどこになるのかわからず、またどこがどうすればよいのかわからなかったのです。私は、敢えて行政のマニュアルからぜひ見直してほしいと思っています。そして事業所もマニュアルづくりがゴールではなく、さまざまな災害を想定したイメージトレーニングを定期的に行うことをお勧めします。

　熊本地震の体験を話に行くとき、他県では「行政がどうにかしてくれるんでしょ」と聞かれます。しかし、行政職員も自宅が被災し、苦しんでいるのは一緒なんです。災害時、まずは自助なのです。さらに地域密着型サービスであるがため、「支援物資を分けてください」と県に頼みに行くと、「地域密着型サービスは、市町村が担当です」と言われ、また、市町村に聞くと「避難所が最優先です」と言われます。つまり、仲間内が助け合わないと食べものもないことになります。

　市町村や熊本県の行政職員とは、喧嘩していたわけではありません。み

ポイント
・マニュアルづくりをイメージトレーニングに生かす。

考えてほしいこと
・まず自分たちにできることは？
・マニュアルをどう実際の災害現場に生かすか？

んなが必死に生きていて、「高橋さんのところなら、自分たちでなんとか頑張ってください」と、そして「地域の在宅認知症高齢者も定員をオーバーしてでも、みてください」となってしまうのです。信頼してもらっているのかどうか。そのときはみんな必死だったとしか言いようがありません。必死に頑張っていた行政職員も燃え尽きることがあります。それほど、過酷な状況に陥ることを覚悟すべきです。

3 持ち出し物品や食材の保存方法

　押入れの奥に、水はペットボトルに入ったものを常に保管していました。オムツは少し多めに頼んでいます。味噌、醤油、米などの保存のきくものは少し多めに頼んでローテーションしながら使っています。カップラーメンなどもたまにはいいのですが、そんなにラーメンばかり食べませんし、認知症高齢者の中にはうまくすすれない人も多いのです。また、災害時は夜間もなかなか眠れず、カップラーメンなどの乾麺では、ビタミンや亜鉛などのミネラルが不足しがちになります。早めに正常な食材を探す必要があります。梅干しやらっきょうなどの保存食品も活用できます。ジャムや魚の煮物などの缶詰もよいと思います。外で煮炊きができれば、ガスが使えないとき用に、外で使えるバーベキューコンロやアルミかまどなども活用できます。熊本では、正月前後に餅つきやどんどやなどの正月行事があり、アルミかまどを使って皆さんにお餅やだご汁などをお配りしています。ちょうどよい炊き出し訓練です。日頃から災害対策としても、スタッフに使わせておくことをお勧めします。

　それと、非常時持ち出すものを想定してまとめておきます。薬箱などは、毎日確認しながら1日分を持ち出せるようなボックスに保管するとよいでしょう。また、災害時に避難所でも具合が悪くなる可能性があります。介護記録特に利用者の医療情報もまとめて持ち出せるようにしておきましょう。

　災害時の記録について、落ち着いて書く暇がないときは、スマホでいいので写真を撮っておきましょう。後日、記録物としてまとめると、災害時グループホーム以外の避難所でもきちんと支援した状況を残すことができます。

ポイント
・何をどのくらい、どのように準備するか。
・ストック、持ち出す物品。

考えてほしいこと
・持ち出しするものは決めていますか？
・当日どのように運びますか？

CHAPTER 3 事業所側の自然災害への備え

桜井の里福祉会　佐々木　勝則

■はじめに

　熊本地震から2年あまりが過ぎました。倒壊した無数の家屋、熊本城の凄惨な状況、崩落した阿蘇大橋など忘れられません。その後も全国各地で、台風10号水害による認知症グループホーム入居者9名が犠牲になる事故など痛ましい自然災害が続いています。

　自然災害には誰もが無関係でいることはできないと私たちは承知していますが、一方、自分のところだけは大丈夫と思っている「正常化の偏見」ともいえる側面をもっています。私たち介護保険事業所の経営者・管理者の絶対の責務は、「利用者と職員の命を守る」ことであり、そして「守った命を継続して、早く正常な日常に戻していくこと」です。自分の地域でも自然災害は必ず発生するものと捉え、利用者と職員の命を守る決意と具体的対策、職員の教育・訓練が必要です。

1 命を守るために

1 何より大切なことは「早く避難する判断」

　2016年の岩手県台風10号水害事故の後、当法人の職員に「もし今夜、あなたが夜勤のときに避難準備情報が出されたらどうします？」と尋ねますと「施設長に連絡して指示を仰ぎます」と返事が返ってきましたので、「施設長に連絡ができなかったらどうします？」と尋ね返すとみんな黙ってしまいました。大切なことは早く避難する判断です。私たちの法人ではそのときまで、職員一人ひとりに「自分で判断して避難をする」権限を与えておらず、そのための訓練をしていませんでした。現在は、夜勤者をはじめ勤務している職員への、避難をすることを判断する権限を明確にし、訓練を始めています。

　新潟県中越地震、長野県北部地震、新潟・福島豪雨で事業所が3回被災を体験した、小松順子氏(新潟県・苗場福祉会事業本部部長)は、大雨による避難勧告が夜中に出たとき利用者の命を守ることを最優先し、躊躇せずにグループホームの利用者を避難させました。同氏は「災害対策とは『命を守ること』ですから、災害時に避難を待てという判断には根拠がない。避難するとの判断ができないだけ。避難して無駄であっても、翌日『よい訓練になった』

と笑って戻ってくればよい」と述べています。

2 災害時に災害対策の仕組みはつくれない
──日頃、具体的な備えと訓練を行っていますか？──

　災害発生時にその場で打ち合わせを行って、対策の仕組みをつくることはできません。もしもの発災時、自動的に動けるような備えと仕組み、訓練が必要です。最終的には臨機応変の対応が求められますが、それは積み重ねがあってこそできることで、それがなければ烏合の衆になってしまいます。

《 災害に対する事業所状況の理解と備え 》

ⅰ）事業所特性の理解：地理的条件、建物特性など

- 事業所がある場所は、過去どんな自然災害があったか(地震、津波、浸水、土砂崩れ、台風、雪害など)：気候的要因
- 立地条件：ハザードマップの確認、河川との距離・高さ、海岸からの距離、隣家との距離など
- 建物特性：耐震構造か否か、木造・鉄骨・鉄筋コンクリート造かなど、1階建、2階建、3階建
- 人員特性：職員の勤務体制、隣接地から駆けつけられる職員・住民など
- 組織特性：近隣に関連事業所があるか。ない場合はほかの手立てはあるか
- 地震保険、火災保険：金額や契約内容の確認
- 近隣との関係性：隣近所と日常的におつきあいできているかなど

ⅱ）災害への備えの確認

- 連絡体制：携帯電話は使えないことが多い。自動メール配信システムなど
- 職員の召集体制：(例)職員は震度5以上の地震があった場合、自分と家族の安全を確保したら職場に集合などの約束事
- 地震などの避難訓練：日中の指揮系統は？　夜間の判断は？　あなたはどう行動するか？
- 避難場所・避難方法：避難するところは決まっているか？　避難方法は決まっているか？　そこまで車いすで行ってみたことがあるか？
- 家具などの固定：共用部分、利用者の部屋などの家具固定は大丈夫か？
- 避難場所・避難方法：それぞれ決まっているか？
- 地域との関係：地域との協力関係は？　地域に助けてもらうだけでなく、相互に助け合う関係づくり(地域との合同訓練)は？

- 備蓄物品：食料、水、懐中電灯、ラジオ、軍手、長靴など
- 停電時の対応：電話は？ トイレは？ 水道は？ 暖房は？ (非常電源はあるか)
- 法人内で役割分担 (どこで、どれだけ、何を備蓄するのか)
  桜井の里福祉会の場合：拠点となる特養に多くの備蓄品を集中。グループホームなど小規模事業所は1日しのげるだけの備蓄を行う。法人内単独で難しいことは、事業所間で協定を結ぶ中で備蓄品を分担することも有効
- 地域とともに備蓄品を共有することも大切
- 事業所の車両：「ガソリンが半分になったら必ず入れる」を行っておく (車両燃料の確保)
- 受水槽などが設置されている場合：受水槽下部に蛇口を設置 (飲料水の確保)
- スプリンクラーの地下タンクなどが設置されている場合：水中ポンプと自家発電を準備 (生活用水の確保)
- 自家発電装置および燃料

iii) 教育・訓練の実施

　防災計画および避難計画の作成と年2回以上の避難訓練が義務づけられています。平成28年の岩手県岩泉町の認知症グループホームにおける9名の死亡事故を踏まえて、今までの火災、地震などの計画に加えて水害時の計画訓練が義務づけられました。防災計画・避難計画は、前記した国が定めた内容に事業所のさまざまな特性を加味して立てておく必要があります。そのためには職員の主体的参加に基づく計画作成が欠かせません。また、事業所は要介護の利用者が利用されていることが前提であり、例えば避難所への避難を計画に盛り込む場合、そのルートは車いすで可能か試してみなければなりません。そして、避難訓練は必ず利用者も参加してもらい (事故に十分配慮し、説明をしっかり行い)、法定の2回でよいのではなく、毎月行ったらどうでしょうか。「避難訓練の日常化」です。そして訓練を行ったうえで出てきた課題を踏まえて、バージョンアップさせていく必要があります。

2 | 守った命を継続するために

■1 スタッフは「支援者」であると同時に「被災者」でもある

　大規模自然災害では「守った命を守り続け、早く正常な日常に戻していく」必要があります。新潟県中越地震、東日本大震災では認知症の人をはじめ要介護者の方々は、一般の避難所を1日程度で退出したか、させられています (極限状態のときには、より弱い人たちがはじかれる傾向があります)。自然災害発生時、ケアを提供するスタッフは、利用者にとってライ

フラインと同じくらい大切です。しかし、事業所近くで暮らすスタッフは、同時に被災者になってしまいます。利用者の生活を支えていくためには、被災スタッフの支援をしながら事業所が事業継続できるよう支援していくことが求められます。

❷ 日頃から顔の見える関係「事業所隣組」づくり
―― 同一市町村内のより近くの事業所同士で ――

　私たちの地域の地域密着型サービスの事業所では「相互評価・交換研修」を行い、日常的に事業所同士が顔の見える関係づくりを行っています。全国的には同様の取り組みを行っている地域もあります。相互に事業所で研修を受け入れることで、スタッフは多くの気づきがあります。同時に親近感が増し、協力体制が取りやすくなります。自然災害時にお互いの事業所を避難場所として活用したり、備蓄物品の共有などにとても有効です。同一市町村内で「事業所の隣組」をつくりましょう。

❸ 同一県内の「姉妹事業所」での支援体制づくり

　自然災害は同じ県内であっても、被害の度合いは大きく違ってきます。東日本大震災は沿岸部の津波被害が甚大であり、内陸部の被害はそれより少なかったと思います。新潟県中越地震で被災した事業所は、その3ヵ月前に新潟県の7.13水害時、約30km離れた被災事業所の支援に行っていました。すると中越地震後、連絡網が寸断された中、その事業所が大量のカセットコンロと水を持ってきてくれたそうです。このことが何よりも嬉しく、助かったとおっしゃっていました。ほかの都道府県からの支援には時間がかかりますが、同じ都道府県内であれば日頃から支援体制も構築しやすく、事業所同士顔を合わせる機会も多く、行政対応もだいたい一本化されますので、支援がスムーズに行われます。「姉妹事業所」をつくっておきましょう。

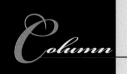

厚生労働省現地対策本部から熊本の皆様へ

元 厚生労働省熊本地震現地対策本部長 　山田　章平

　厚生労働省の職員である私は、平成24年4月から3年間熊本県庁に出向していましたが、熊本地震が起こった際には、既に霞が関での勤務に戻っていました。そのため、熊本での地震は、4月15日のテレビニュースを見て初めて知りました。私にとって第二のふるさとである熊本が大変なことになっていると思いながらも、東京では普段とさほど変わらない生活が続きました。

　私は、地震発生当時は、厚生労働省から総務省に出向していました。総務省職員は熊本に行っても厚生労働分野の業務に携わることができません。私の財産は、熊本赴任時代に一緒に介護、福祉、医療などの関係者と仕事をしたことであり、そこで築いた人脈でした。総務省の職員として熊本に派遣されても大した活躍はできません。地震後初の週末は、歯がゆい思いをしながら、熊本で産まれ当時2歳だった長女の育児をしていました。「熊本に行きたい。でも出向中なので行けない」という愚痴を、熊本県庁に出向経験のある先輩や、東日本大震災の際に一緒に災害対策をした先輩にしていました。

　愚痴が効いたのか、数日すると、厚生労働省人事課から「熊本に行ってほしい。特例的に厚労省の併任をかける。総務省の仕事は大丈夫か?」との連絡がありました。総務省の上司に相談すると、二つ返事でOKでした。「総務省の仕事は行政機関を相手にした仕事だが、厚生労働省の仕事は現場や住民を相手にした仕事だ。このような緊急時には厚生労働省の職員として現地入りして活躍してほしい」と励まされました。総務省と厚生労働省の併任というとても珍しい辞令をもらい熊本に向かいました。

　国の行政機関の現地対策本部は、県庁新館の2階に設置され、内閣府副大臣をトップに各省から職員が派遣されていました。最大時には約110名が詰めていました。私はその中で厚生労働省から派遣された職員のリーダー(厚生労働省現地対策本部長)として勤務しました。ただし、勤務といっても、ずっと熊本に滞在していたわけではありません。1週間熊本にいて、1週間東京に戻り、また1週間熊本にいて、ということを何回か繰り返しました(東京に戻っている間は、ほかの厚生労働省職員が現地対策本部長になっていました)。ずっと連続して熊本に滞在した国の職員は本当にわずかでした(総務省から副知事として赴任していた兵谷芳康さんくらいではないでしょうか)。ほとんどの職員が東京での本務にかかわり

ながら災害支援を行っていました。支援の連続性が途切れてしまうのがとても大きなデメリットです。一方、1週間ごとに気分を入れ替えて取り組むことができるので、発災から2～3ヵ月経過した後でも、疲弊したり、思い詰めたりすることなく活動することはできました。また、霞が関に戻るたびに本省幹部に面と向かって状況を報告することができました。

　厚生労働省現地対策本部には、厚生労働省の職員が30名ほど(多いときには40名)詰めていました。全省で最大110名のスタッフですから、厚生労働省の占める割合は相当大きくなっていました。厚生労働省のほとんどの部局から職員が派遣されました。私のような事務官のほか、医師、保健師、精神保健福祉士、薬剤師、水道の専門家、福祉の専門家、雇用の専門家などが派遣されていました。朝と夜に一度ずつ全員で集まるのですが、そのほかの時間はほとんどのスタッフがレンタカーを運転して現場を回っていました。

　震災直後の厚生労働行政における最大の課題は、救急医療と水道でした。救急医療のニーズはすぐになくなりましたが、水道の復旧作業はしばらく続きました。被災された方々からは、「水がなかなか出ない」とのお叱りを受けましたが、他県から最大1,000名の応援体制で取り組み、今までの同規模以上の地震と比較すると倍以上のスピードで復旧は進みました。

　発災後間もなく介護、障害、福祉、精神保健の課題が顕在化しました。
　もともと職員が足りないところでの地震です。特に介護職員は不足しました。全国に応援可能な介護職員を照会し、県庁や全国団体と協力して、1日平均で100名弱、延べ6,400人の職員を県内に派遣しました。ただし、これは施設が独自のルートで確保した応援職員は含まれていません。本当はこの数字よりはるかに多い方が応援に来てくれたのだろうと思います。
　職員派遣では大きな課題も残りました。施設に派遣するスキームは運用できたのですが、避難所へ介護職員を派遣するのに苦労しました。要介護・要支援の方が避難所に避難することもありますし、避難生活中に不活発になってしまうこともあるので、避難所にも継続的な介護支援が必要なのです。施設であれば滞在時の食事・寝床はその施設がなんとかしてくれるのですが、避難所は避難所ごとに状況が大きく異なり、誰の管理下に入るか、どこで寝るかなど課題が多く、派遣はなかなか進みませんでした。

　また、地震から1ヵ月もすると雇用も課題となってきました。事業の再開のめどが立たないまま1ヵ月もたてば、雇用を継続できなくなるのでしょう。

政府の現地対策本部では毎朝、各省から業務の進捗状況を報告し合っていました。他省庁からの報告を聞いていてうらやましくなったこともあります。経済産業省であれば物資配布、文部科学省であれば学校再開、環境省であれば廃棄物処理と、各省の業務には明確な1つの柱があって、毎日確実に進捗していくのです。一方、厚生労働行政の中では、比重の高い分野が段々と変化をし、次々に新たな課題が生じていました。
　当時から心配だったのは、数ヵ月後、特に仮設住宅への入居によって、被災者の今までのコミュニティがバラバラになり、一人ひとりが孤立化してしまうのではないか、ということでした。政府の現地対策本部9月中旬に解散してしまったのですが、その後どうなっているでしょうか。私の懸念があまり現実になっていないとよいのですが。

　私は、立場上、当初は県庁に詰めていることが多く、現地を見て回ったのは5月末からでした。かつて一緒に働いていた熊本の仲間たちの自宅、職場、施設、病院、工場が大きな被害を受けていました。頭では理解していたつもりでしたが、被災しながら支援業務に携わっている熊本の人たちの強さを改めて感じました。

　先日(平成30年2月)、久しぶりに熊本を訪れました。損壊した家屋の撤収や土木工事などハード面の復興は着実に進んでいるなと感じました。地域のつながりや高齢者の生活といったソフト面は、目には見えないので復興度合いはわかりませんでしたが、元気に、また、懸命に活動している方々にたくさんお会いしました。

　今後30年間で首都直下型や南海トラフの大地震が起こる確率は6～8割といわれています。また、日本のどこかで大地震が起こります。私が東京から、皆さんが熊本から駆けつければ、現地で一緒に仕事ができますね(東京が被災した場合は助けに来て下さい)。
　今回、神戸や新潟、東北から支援に来て下さっている人に会うととても心強く感じました。それと同様に、これからは「熊本から支援に来た」との言葉が被災した方々を励ますことでしょう。

　今回の地震はとても悲惨なものでした。しかしながら、地震を経験して熊本は前よりももっと逞しくなったような気がしています。

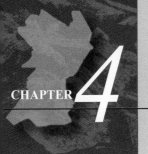

CHAPTER 4 震災の支援とフェーズ

千葉大学　岩﨑 弥生

■はじめに

　わが国は自然災害が発生しやすい国土であり、2016年度の自然災害発生件数は中国(29件)、アメリカ(20件)、インド(17件)、インドネシア(13件)に次ぎ、フィリピンとパキスタンに並んで9件でした[1]。中でも地震による被害の割合は高く、2003〜2013年における全世界のマグニチュード6以上の地震の2割近くが日本で発生しています[2]。そこで、この章では震災時の支援のポイントを、災害サイクルのフェーズ(段階、局面)と関連させながら紹介します。

1　災害サイクルとフェーズ

　災害は、発生前の「予防」段階から、発災後の「緊急」段階を経て、「復旧・復興」段階に至る1つの連続する過程として捉えられています。そして、この連続した過程は、次の災害過程につながる循環するサイクルということになります。災害過程を循環するサイクルとして捉える、つまり、1つの災害サイクルを次の災害サイクルにつなげることにより、将来起こりうる類似の災害への対応を強化させることになるからです。

　災害サイクルのフェーズは、領域によってさまざまに区分、命名されています。例えば、災害医療領域においては、超急性期(災害発生後2日間程度)、急性期(災害発生後1週間程度)、亜急性期(災害発生後2週間程度)、慢性期(災害発生後2週間以降数年)、静穏期に区分されています。国際的には、被害抑止(防災)、被害軽減(減災)、応急対応、復旧・復興のフェーズに区分[3]されていますし、減災に力点をおいた防災サイクルでは、防災・救援・復旧・復興のフェーズに区分[4]されています。なお、いずれの区分においても、各フェーズには明瞭な区切りがあるわけではなく、重なり合っています。

　地域に根ざす認知症高齢者ケアの場で震災時の支援を考えるとき、吉川[5]の災害サイクルが役に立つと思われます。吉川は、災害サイクルを予防段階、緊急段階、応急段階、復旧・復興段階に分けています(図1)。予防段階は、過去の災害の教訓を生かして次の災害に備える段階で、防災の町づくりなどが含まれます。緊急段階は発生した災害から「命を守る」段階で、災害による直接被害や二次被害を防ぐための、消火、救出、救命等の活動が含まれま

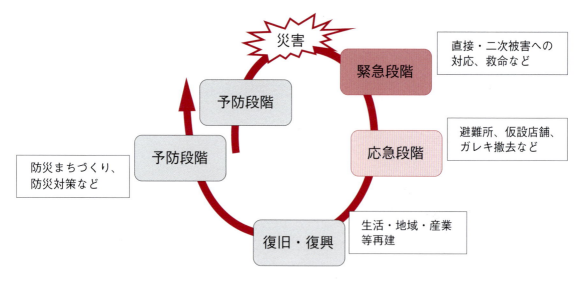

図1 災害サイクル
(吉川忠弘:復旧・復興の諸類型.復興コミュニティ論入門,浦野正樹,ほか(編),pp37-48,弘文堂,東京,2007による)

す。応急段階は、「一時的な生活を確保」する段階で、避難所や仮設店舗の開設、被災建造物等の撤去などが含まれます。復旧・復興段階は、生活・地域・産業再建の段階です。

2 | 予防段階における支援

　予防段階においては、行政・組織・個人レベルで、命を守り、災害による被害を最小限にできるように、備えを強化するための支援を行います。備えには、以下のような活動が含まれます。

①地震の危険度をハザードマップで把握し、耐震対策や家具などの転倒防止策、落下物や倒壊物への対応策を講じる。
②発災時の命令系統や参集計画、役割分担などを定め、非常時の通信・情報収集システムや連絡網を整備する。
③防災マップを作成し、避難経路を確保する。
④避難訓練、救出訓練、消火訓練、応急処置の訓練など、教育・訓練を実施する。
⑤食糧、水、生活必需品、医薬品、衛生用品、代替熱源、非常電源などを備蓄または確保する。
⑥行政および地域との間に連携・協力関係を形成する。
⑦他施設と相互支援協定を結ぶ。

3 | 緊急段階における支援

　緊急段階の対応は、災害による危険を最小化し、被災者の生命を守り、基本的ニーズを満たすための活動が中心となります。例えば、発災直後の情報収集、被災者の捜索や救出、応急処置、消火、水防、避難所の設置、水と食糧の供給、ライフラインの復旧などがあります。

　災害が発生した場合、まずは施設利用者の被災状況と安否確認、職員の被災状況、施設やライフラインの被害状況などの情報収集が必要になります。それらの情報に加えて、市町村、気象庁、マスメディアからの情報を入手し、被災状況を評価し、対策を講じることになります。災害に効率的に対応するため、災害発生時には対策本部などを置き、情報を集約・評価し、早期の対策を立てます。

表2　2016年熊本地震における甲佐町の被災後約2ヵ月間の対応

4月14日	21：26 地震発生〜停電、断水 22：30 災害対策本部設置、避難所12ヵ所設置
4月15日	総合保健福祉センター「被災者医療保健訪問」 　家庭や避難所など全戸巡回、健康アドバイス、避難所での感染症予防対策、エコノミークラス症候群予防指導
4月16日	01：25 本震、16：50 大雨警報→避難勧告 自衛隊支援物資の到着 避難所10ヵ所設置 県道・町道主要幹線通行止め(7ヵ所)、橋梁通行止め(5ヵ所) 町営バス全路線運休 総合保健福祉センター「鮎緑の湯」無料開放
4月17日	全小中学校の休校決定 避難者数最大1,824人(4/17時点)
4月18日	災害廃棄物回収開始(毎日) 罹災証明書の申請受付開始、粉ミルク缶無料配布
4月19日	受診できる医療機関(5ヵ所)、自衛隊簡易入浴施設の設置、停電復旧
4月20日	町営バスの一部運行再開、土嚢袋の配布(大雨警報)
4月21日	災害関係総合窓口の設置、仮設住宅入居希望調査
4月22日	災害義援金口座の開設
4月23日	臨時災害放送局の開設
4月25日	甲佐町災害ボランティアセンター開設
4月28日	断水復旧
5月 9日	児童・生徒の登校開始
5月16日	「災害救助法」「被災者生活再建支援」などによる各種支援の申請 　罹災証明書(4/18〜)、民間賃貸住宅借上げ事業(4/28〜)、仮設入居申込、住宅応急修理制度、学用品給付、被災者生活再建支援制度、住宅/周辺の土石など障害物除去、損壊家屋の解体撤去など
6月 5日	応急仮設住宅「白旗仮設団地」(90戸)入居開始
7月 中旬	「乙女仮設団地」(45戸)建設予定

※表内の情報は2016年4月下旬から7月下旬にかけて甲佐町のホームページにて収集した。

表2は2016年熊本地震で甲佐町がとった対応です。第1回目の地震発生後1時間程度で災害対策本部と避難所が設置され、2日目には被災者への医療保健訪問が開始されています。その後も、主要道路の通行止め、町営バスの運休、入浴施設の開放、小中学校の休校、災害廃棄物の回収、罹災証明書の申請受付、受診できる医療機関の公表など、次々に対策が講じられています。より効果的な被災者支援のためには、市町村の対応策も含めて情報収集するとともに関連機関との情報共有が求められます。

　緊急段階や、次に続く応急段階において、職員は自らも被災しながら刻々と変化する災害状況への対応や利用者のケアに追われるため、疲労が蓄積していきます。代替要員が限られた状況下で休むこともできずに、いつ終息するのかわからない過酷な状況を乗り切ることは並大抵のことではありません。そんな場合、ストレス症状(食欲不振、睡眠障害、気分の落ち込み、脱力感、疲労感、罪責感、無力感、涙もろさ、怒りっぽさ、集中力の低下、孤立感など)が現れるのは普通のことです。職員の心身の健康状態を把握しながら、一定の休息がとれるような勤務体制を組んだり、必要に応じて社会福祉協議会などにボランティアの派遣を要請したりします。

4 応急段階における支援

　応急段階の対応は、避難所などを拠点とした生活支援が中心になります。福祉施設などは、条件を満たしていれば福祉避難所に指定される可能性があります。その場合、要配慮者への対応に加え、緊急物資の集積、情報の収集・発信、在宅避難者の把握、生活環境の整備、衛生管理、要配慮者の健康管理など、幅広い活動を最前線で担うことになります。したがって、本来の施設利用者の処遇に支障をきたすことがないよう、必要に応じて専門職能をもつ支援者の派遣要請を行います。

　一方、通常の避難所では、医療機関での治療が必要な人や、ケアや介護が必要な人、共同生活が困難な人などへの配慮が不十分な面があります。そのような場合は、武蔵野市が開発した「介護トリアージ」[6]などを参考に、避難者の避難所内での区分けや支援の優先度、ボランティアの受け入れなどを検討してもよいでしょう。また、医療やケアが必要な被災者に対しては、水分・食事・排泄・活動・休息・衛生などの基本的ニーズを満たし、健康と日常生活を整える支援を提供します。

　避難所では、インフルエンザや肺炎、感染性胃腸炎、尿路感染症などの感染症や、生活機能の低下を招く廃用症候群(生活不活発病)、季節によっては熱中症などが発生しやすくなります。発生しやすい健康問題を考慮しながら健康チェックを行います。震災では、破傷風や創部感染などの感染症にも注意を払います。感染症の予防には、清掃、消毒、手洗い、う

がい、口腔ケア、排泄物や分泌物などの適正な処理などの衛生管理が求められます。廃用症候群の予防には運動に加えて、避難所での役割を担ってもらうなどして、1日の生活全般を活発にする工夫が要ります。

5 復旧・復興段階における支援

復旧・復興段階は、①電気、上下水道、ガス、燃料、通信、交通などのインフラストラクチャー(社会基盤)を修復し、被災者の生活や経済活動を維持する復旧と、②被災者の生活総体の回復を図るとともに、長期的な視点に立って地域を再建する復興、からなります。

復旧・復興段階の支援の1つに仮設住宅での支援があります。仮設住宅は高齢者の行動に適さないものもあり、このことが高齢者の自立生活を妨げる場合があります。立地によっては買い物や通院に不便なため、高齢者が閉じこもりがちになり、廃用症候群や認知症症状など心身機能の低下を招くこともあります。この時期は、高齢者の栄養・健康支援、介護予防、医療福祉相談、見守り支援体制の構築、行政－コミュニティ－ボランティアの協働による医療福祉と生活支援の融合などが求められます。また、地域とのつながりを維持する交流会などの開催も重要です。

生活再建への支援も復旧・復興段階における重要な支援です。室崎[7]は、生活再建には「医・職・住・育」の4要素が必要だとしています。すなわち、「健康なからだとそれを支える医療」「生活の糧とそれを育む職業」「心身の安らぎとそれを保証する住居」「子どもの健やかな発達を保障する教育」です。そして生活再建にはコミュニティの再生が不可欠です。コミュニティは、人と人とのつながり、土地との結びつき、歴史・思い出とのつながりの場でもあります。そのようなつながりのコミュニティを再構築(場合によっては新たに構築)できるような支援が重要になります。

■おわりに

今世紀は災害の世紀と呼ばれることもあります。災害サイクルは災害が繰り返し起こることを想定しています。われわれができることは、災害から得られた教訓を集大成し、災害による被害をできるだけ減らす(減災)手立てを講じ、災害下にあっても高齢者とその家族、そして高齢者ケアに従事する職員の健康と安寧を守るための方策を検討、具体化していくことではないでしょうか。

■ 参考文献

1) Guha-Sapir D : 2016 preliminary data ; Human impact of natural disasters. Cred Crunch 45,2016. http://cred.be/sites/default/files/CredCrunch45.pdf
2) 内閣府 : 平成 26 年度防災白書 附属資料 .2014.http://www.bousai.go.jp/kaigirep/hakusho/pdf/H26_fuzokushiryou.pdf
3) 外務省 : 防災分野における国際協力 NGO が果たすべき役割 .2017.http://jcc2015.net/wpJCC/wp-content/uploads/2015/04/ngo_kenkyukai.pdf
4) 渥美公秀 : 今後の防災・減災を考える . 消防科学と情報 123 : 6-9, 2016.
5) 吉川忠弘 : 復旧・復興の諸類型 . 復興コミュニティ論入門 , 浦野正樹 , ほか（編）,pp37-48, 弘文堂 , 東京 ,2007.
6) 内閣府 : 避難行動要支援者対策及び避難所における良好な生活環境対策に関する参考事例集 .2014.http://www.bousai.go.jp/taisaku/hisaisyagyousei/youengosya/h25/pdf/jirei_zentai.pdf
7) 室崎益輝 : 東日本大震災後の生活再建に向けて . 国際文化研修 72 : 37-44, 2013.
8) 社会福祉法人東北福祉会認知症介護研究・研修仙台センター : 平成 24 年度老人保健健康増進等補助事業報告書 ; 災害時における在宅認知症者の避難所での具体的な支援方法のあり方に関する研究事業 . 2013.
9) 冲永壮治 , 古川勝敏 , 石木愛子 , ほか : 災害時における高齢者の救済 ; 東日本大震災の時系列と今後の課題 . 日老医誌 54 : 136-142, 2017.

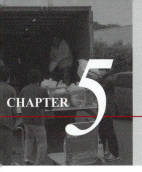

CHAPTER 5 支援に向かう側からの視点

1. DCATの活動

桜井の里福祉会　佐々木　勝則

1 災害派遣福祉チーム(DCAT)の重要性

　大規模災害であればあるほど、より広域的な支援体制が必要です。熊本地震では発災直後から全国の介護事業者や専門職能団体などがケアや福祉の支援を行いました。現在は制度化されていませんが、利用者のライフラインであるケアの継続的な提供は、熊本地震でもその有効性と必要性は実証されたと思います。災害派遣福祉チーム(Disaster Care Asisstance Team；DCAT)も医療におけるDMAT(Disaster Medical Asisstance Team)のように制度化され、予算が付き、教育研修が行われるようになることが大切だと思います。

2 DCAT活動の実際

1 熊本地震発災時の活動経過

- 4月14日　熊本地震発生(同日のうちに幹部会議招集を指示)
- 4月15日　朝、当法人緊急幹部会議を招集し、情報収集と行うべき必要のあること、DCAT派遣チームの準備を検討
- 4月15日　午後、登録チームのうち、第3班4名の派遣決定と待機を命ずる(被派遣者本人の了解、家族同意、勤務調整)、人員の輸送方法、支援物資の収集
- 4月16日　未明熊本地震本震
- 4月16日　情報収集と支援物資の集積基地を確保(福岡県大川市の法人に協力要請)および岩手県DCATチームと情報交換。支援物資など大川市へ発送と飛行機チケット・レンタカーの確保。まだ現地は入れないとのことで週末は待機。
- 4月18日　翌19～24日まで熊本県上益城郡甲佐町に派遣を決定(同日岩手県DCATチームは南阿蘇村に入ることを決定)、岩手県DCATチームと大川市で打ち合わせることとする。

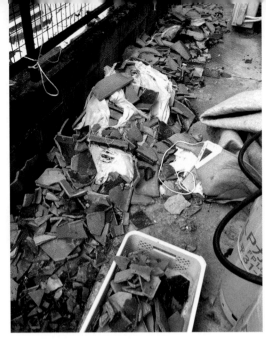

ガレキの撤去は、DCAT
天草の森田さんと一緒に
自分たちで

- 派遣時自分たちの宿泊、食料は自前で行うことが原則(支援チーム被災地での生活は自己貫徹できることが必要。被災地の人に負担をかけない)
- 4月19日　熊本県へ出発。大川市で荷物をピックアップし甲佐町に向かう(14時頃大川市を出発し23時頃に甲佐町に到着)。
  - 今回は(有)せせらぎのご厚意で、小規模多機能居宅介護で宿泊
- 4月20～23日　お手伝い
  - 何を支援するかではなく、現地でその時に必要とされたことを行う(支援者の考えを押しつけない)
  - 現地におけるニーズは刻々と変わってくる
  - 毎日、被派遣者と派遣元で毎日連絡を取り、安全の確認と変化するニーズへの対応を行う

2 DCAT参加職員の活動報告

★青木裕子(支援班長)・・・聞くこと、伝えることの難しさと大切さ

　私のできたこと、グループホームせせらぎの電話番と居宅ケアマネに連絡をつなぐこと、支援物資の受付、受け取りと仕分け、そして近隣施設の被災状況の確認や必要物資の確認を電話ですることでした。自分の立場を伝えること、どういう理由で電話をしているのかをわかりやすく伝えることの難しさを知りました。

　「ありがとう。遠いところから来てくださってこうやって電話をくれて・・・」。

　「私のところは建物もご利用者も大丈夫です。少し水が濁ってますが、飲み水は支援物資を頂きました。職員も被災してるけど頑張ってくれてます。お互いに頑張りましょう」と言ってくれた方もあれば、次のように言われた方もいます。

　「いろんなところが電話をかけてくる。なんなのあなたたち！　私のところは自宅の隣でやっ

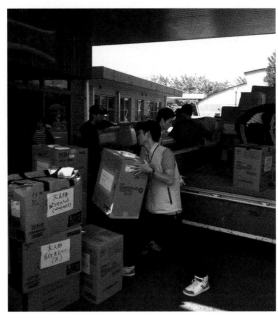

たくさんの支援物資を運んでくれたDCATの皆さん

てる小さなグループホームです。何かあればすぐに飛んでいきます。けど、地震がきて逃げようっていっても嫌だ、動きたくないってベッドにしがみつかれたら動けないんです。幸い今回は建物の被害とかなかったけど、来た人が言ってました。裏が大きな川だから崩れたらここもダメだねって。じゃあ、どうすればいいの？ そう言ったあなたたちが何かしてくれるの？ 私たちの気持ちなんかわからない！ ごめんなさい。せっかく電話くれたのに・・・」。

熊本の地形や熊本のことがわからない私には、どう応えてよいかわかりませんでした。

顔が見えない者同士の話には慎重にしてきたつもりですが、その方と話をした後はずっと気持ちが冴えず、そこに支援でいることがよいのかどうかさえわからなくなった自分がいました。

正直、いろんな支援のことが新聞やSNSでアップされるたびに、陽の当たらない人たちがどこかにいるんじゃないかとか、よいところだけが見えてるのではないかとか・・・。支援の継続を一生懸命してくれている人たちのことを"表面だけ見ないで"って、心のどこかで思ったりしました。いつの間にか"支援は喜んで頂ける"と思っている自分は、なんて浅はかだったのだろうと・・・。

相手の話を聞くことや、ものを伝えることの難しさを改めて痛感した日々でした。

★内山明美・・・DCATとして被災地に行って

熊本県で震災が発生したときに、「行くかも知れない」と思い家族にも了解をもらっていました。本当に行くのか疑問にも思いましたが、やはり震災に遭い困っている『今！』というときに出発できてよかったのだと行ってから痛感しました。東日本大震災とは違ってSNSからの発信で、必要な物資が届けられていましたが、山積みになっている状態であり、物資の仕分け、配達など役に立つことができました。

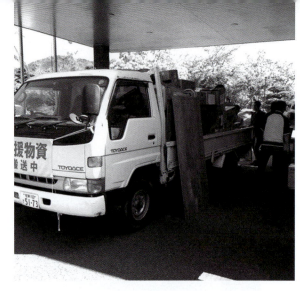

2トントラックで、次々に物資が届き、地域の各事業所への配布

　23日(土曜日)、小規模多機能ホームほたるの母屋の片づけを行いました。冷蔵庫に4月14日の利用予定、配食予定がそのままになっているのを見て胸が詰まる思いでした。日常を取り戻すまでには、多くの時間と多くの支援の手が必要なのだと実感しました。

　高橋代表が話しておられました。「こうやって支援に来てくれる職員も、これまでに震災の経験をして、おばあちゃんたちの気持ちや、スタッフの気持ちをわかって配慮してくれる、そんな職員じゃなきゃいらない。新潟や石川の人たちは経験してよくわかってくれる人たちだ。おばあちゃんたちにもスタッフにも優しくしてくれる人で本当によかった。こんな人たちの支援がほしい！」と。DCATの全国組織の構築が急がれます。

★横山正和・・・3日目が衝撃的でした

　DCATとして被災地へ初めて行きましたが、思っていた以上にひどい状況で何をしたらよいのかわからないままお手伝いしていました。もっと何かできたのではと終わってから考えてしまいました。しかし、せせらぎの職員の皆さんの指示が的確でやりやすかったです。3日目が衝撃的な日と題名にしましたが、午前はせせらぎでミーティングをして、利用者の声や職員の自宅での状況など聞けて、被災地に行ってから初めて涙が出てしまいました。また、その日の夕方に一番ひどい被災地の益城町の状況を見に行き、声も出なくなりました。できれば二度と被災地には行きたくないと思いました。支援に行くことが嫌なのではなく、被災地の現状を見ることがつらいです。できればこのような震災がなくなればよいと思います。熊本が1日も早く復興することを心より願っています。

3 ｜ 桜井の里福祉会 DCAT の仕組みと活動

1 桜井の里福祉会 DCAT の仕組み

　自然災害が起きて危険な地域に大切な職員を派遣するため、事業所として仕組みづくりと

職員への保障体制はとても大切です。
- 法人規定に盛り込む(災害介護派遣規定および行動指針)
- 基準を満たした職員の登録制:年1回意志確認および再募集(家族同意も必要)。平成29年度は5班36名登録
- チーム編成(1班5～7名程度、職制上の上位者を班長)
- 派遣期間:発災直後は原則移動も含めて1週間。事業継続支援(復興期の長期間派遣)は法人間協定を行ったうえで月単位
- 研修および班内の波長合わせのためのミーティング
- 派遣時は労働者として派遣(勤務日として派遣、派遣手当、労働災害、派遣先での相手への事故補償など)

2 桜井の里福祉会が行った今までのDCAT活動の実際

- 新潟県中越地震時:小千谷市、南魚沼市の介護保険事業所へ全国各地からケアスタッフが入ることへのコーディネート
- 東日本大震災発災後から約3ヵ月間:大船渡市、陸前高田市、石巻市へチームを派遣(ほかの事業所と共同チーム)・・・発災直後の事業所、職員支援のため
- 平成25年度:大船渡市の事業所に2名ずつ1年間出向派遣(1年間)(相手法人と派遣協定、岩手県社会福祉協議会からの費用支援、派遣職員を受け入れ事業所が人員カウントできるように)・・・震災後の慢性的職員不足を支援するため
- 平成26年:福島県南相馬市への介護支援専門員による認定調査(3日間ずつ計7名派遣)・・・介護認定特例3年が切れるとき、認定対象者が急増のため
- 平成26年度:福島県南相馬市の特別養護老人ホームへの職員派遣(2週間)・・・震災後の慢性的職員不足を支援するため
- 平成27年9月:関東・東北豪雨水害直後、茨城県常総市の事業所への職員派遣・・・発災直後の事業所、職員支援のため
- 平成28年4月19～24日:熊本地震時、上益城郡甲佐町(有)せせらぎへ職員派遣・・・地震直後の事業所、職員支援のため
- 平成28年7月6～13日:南阿蘇村南阿蘇ケアサービスへ職員派遣・・・地震後の定員超過で運営している事業所への支援

4 DCATの必要性

　過去の自然災害時、ケア専門職の派遣の仕組みが弱く、各団体や課題認識の高い事業所・個人に依存した状態でした。そのため支援体制構築に時間がかかり、限りある人的資源の有効活用が十分でなかったと思います。要援護者を自然災害発災時の直接的被災から守るには、①事業所自らが命を守る方策を具体的に準備し、教育・訓練に基づき守っていく。②地域住民、消防団、民生委員、近隣福祉関係者等による避難支援、③消防、警察、自衛隊等による支援、などが考えられます。しかしその日からの避難生活で想定される「災害からの間接的な被災」から命を守り、生活の正常化へ近づけるためには地域資源だけでは圧倒的に不足します。なぜなら被災した地域そのものが大きな混乱と、大変な人的資源不足に陥っており、外部からの応援・支援を入れる仕組みづくりが大切になります。そのため、被災地に近い同一県内DCAT、そしてより広域的な全国支援のDCATのネットワークが必要になります。

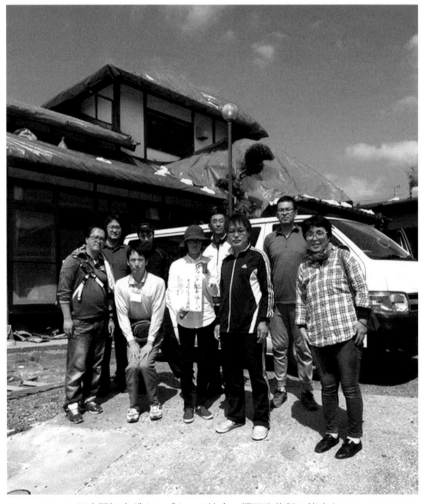

日本認知症グループホーム協会、福岡や佐賀の皆さん

緊急時DCATによる熊本支援結果報告

グループホームそまやまの里　成田　則子

4/14(木)・16(金) 熊本で震度7の地震が発生。

4/19(火) 日本認知症グループホーム協会の理事でもある、そまやまの里の管理者(塚田さん)から人的支援のメンバーとして参加できるかの打診を受ける。きっと塚田さんはせせらぎに昨年11月にお邪魔して日頃から高橋さんには大変お世話になっているのと、実家が鹿児島で九州が大変なことになっていることが、とても気になっていたのではないかと思われる。

4/22(金) 前田理事長に承諾頂き、日時は未定だが支援に行くことを決定する。

前田理事長は立場上、自分のスタッフを守るという思いが強くあったので、はじめは熊本行きを渋っていたそうだ。

4/25(月) 日程・移動方法が決定する。

交通手段を調べてみるが、飛行機＋レンタカーとなるとなかなか予約できる状況がなく、「もう横浜から車で行くことに決めた」と言われ、その後はとんとん拍子に熊本に向けて準備が進んでいった。4/26(火)に横浜を車で出発。5/4(水)昼頃まで支援に入ることが決定。

4/26(火) 12:30　そまやまの里を出発。

4/27(水) 14:00～19:00　熊本・せせらぎに到着・石川チームと益城町を高橋さんに案内して頂く。引き継ぎなどを行う。

4/28(木) 8:00～17:30

グループホームせせらぎ2名(塚田・成田)。

グループホームひびき2名(内田・安藤)。

支援内容は利用者ケアの支援、外回りの清掃とガレキ撤去など。

4/29(金) 8:30～17:30

グループホームせせらぎ2名(塚田・成田)。

グループホームひびき2名(内田・安藤)。

支援内容は利用者ケアの支援、昼食づくり、入浴支援、外回りの清掃とガレキ撤去など。

4/30(土) 8:30～17:30

グループホームせせらぎ2名(塚田・成田)。

グループホームひびき2名(内田・安藤)。

支援内容は利用者ケアの支援、昼食づくり、ガレキ撤去など。

　　　　5/2（月）8:30～17:30
　　　　　　グループホームせせらぎ　4名(塚田午前中まで・内田・安藤・成田)。
　　　　　　支援内容は利用者のケアの支援、外回りの片づけなど。
　　　　5/3（火）8:30～17:00
　　　　　　宅老所ほたる 1名(成田)。
　　　　　　支援内容は避難所でバイタル測定お手伝い、入浴する方をほたるまで車で移動
　　　　　　介助と入浴介助の支援、午後は利用者さんが避難所から戻るお手伝い、布団・
　　　　　　衣類の整理、洗濯干し・畳み、引っ越しの支援(内田)。
　　　　5/4（水）8:30～13:00
　　　　　　支援内容は小規模多機能ホームほたるにて避難所カフェ開催にあたり掃除とカ
　　　　　　フェに向けての準備カフェに参加する、皆さんと昼食会。
　　　　5/4（水）13:30　熊本を出て横浜へ移動。
　　　　5/5（木）7:30　そまやまの里に到着。

4/26（火）12:30

　そまやまの里をハイエースで出発(塚田・内田・安藤・成田)。安全運転で行こうと決め、3人のスタッフが交代で運転し、休憩を入れながら時間をかけて熊本に到着。
　車が大きかったのと、休憩をたくさん取りながら走ったため、疲れも少なく熊本に入ることができた。熊本に入るとたくさんの家屋の屋根がブルーシートで覆われているのを見て絶句してしまった。熊本城は崩壊によって約7～8年前に見たときとはまったく違う光景だった。

4/27（水）14:00

　上益城郡にあるグループホームせせらぎに到着する。既に石川チームが4名支援に来ており、せせらぎには2名の石川チームスタッフがいた。お年寄りやスタッフさんの様子を見せて頂き、その後、代表の高橋さんの車で益城町を案内して頂いた。グループホームせせらぎから30分ほど走ったら益城の町が見え始め、家屋が倒壊・半倒壊しており、2階建ての家がつぶれていた。つぶれた家に花束が添えてあったり、テレビで見ていた以上に悲惨な現状であると思った。大きな体育館の駐車場には車がいっぱいで、犬は離れたところに小屋があって動物にも被害が及んでいた。
　果たして私に何ができるのか？　わからないまま、熊本まで来てしまった。とにかくできることを、皆さんの負担にならないような支援ができたらよいなと、そんな漠然とした思いだけだった。
　夕方からは石川チーム4名と代表の高橋さん、神奈川チーム4名の引き継ぎが行われた。

石川チームからは、スタッフさんがかなり疲れているため、わかる範囲で石川のメンバーから情報を頂き、スタッフさんの負担にならないよう支援ができるようアドバイスを頂く。石川のメンバーも一生懸命利用者さんにかかわっている姿を見て、頭が下がった。明日から私もできるであろうか？？？　できる範囲で皆さんの負担にならないよう支援していくと決めたが・・・。

4月28日（木）8:00～17:30　グループホームせせらぎ

　朝8時30分過ぎから台所で夜勤者の申し送りを聞く。石川チームが最後なので、代表の高橋さんが一人ひとりから感想や思いを聞いていた。石川チームは、果たしてスタッフさんの足手まといにならなかったかを真剣に悩んでいた。確かに避難所から戻ってきたばかりの入居者さんとスタッフさんの疲労度もピークに達していただろうし、お部屋も物がごちゃごちゃしていて大変な時期に支援に入られた石川チームは大変だったと感じた。あるスタッフさんは、涙ぐみながらそのときの状況から今日までの思いを話されていた。スタッフさんの疲労度はマックスに達していると思った。

　いざ入居者さんのケアに入ってみるが、名前もADLの状態もわからずこの日は何もできなかった。ただ入居者さんのそばにいて、スタッフさんのかかわる様子を見ることしかできなかったかも知れない。スタッフの皆さんに入居者さんの情報を聞くのもタイミングを見て聞くようにした。

　夕方宿泊所に戻り、食事を頂いたときに塚田さんと話したが、「とにかくおばあちゃんたちがたくましい」「すべてのことが新鮮に見えた」。とにかく勉強になった。

4月29日（金）8:30～17:30　グループホームせせらぎ

　今日は天気がよかったため、皆さんのお布団や洗濯物がたくさん干されていた。申し送りが終わるとスタッフさんから、今日は食事づくりをお願いしますと言われ、しかも冷蔵庫にある食材でなんでもよいのでつくってくださいと言われ、何をつくればよいのか一瞬パニックになってしまった。せせらぎは日頃からそのようなシステムのようだ。うまくつくれるかわからないけれど・・・。覚悟を決め、前日も前々日も2日間どんぶりもの(肉)だったので、この日はサバの塩焼き、ナスの味噌炒め、キャベツのお浸し、青梗菜の味噌汁というシンプルな昼食をつくった。

　せせらぎの素晴らしいところは、生活リハビリを大切にしていて、その考え方はスタッフの皆さんに統一されており、きっと私のグループホームでは車いすであろう人も、頑張って歩いている。すべての人に普通食を提供している。決してぶれないケアは素晴らしいと感じた。またお年寄りもしっかり自分で食べている。

とにかく勉強になった。皆さん一生懸命生活しているなと思った。

4月30日（土） 8:30～17:30　グループホームせせらぎ

　今日もいい天気だった。そして今日も昼食づくりをお願いされたが、「今日は無理です」と泣きに入り、塚田さんがしぶしぶ料理を引き受けてくださった。しかし朝から断水「えっ・・・うっそー！」。

　実は、前日に塚田さんと内田さんがガレキの撤去をしていたら、浄化槽の横に大きな穴が開いていたそうで、水漏れを発見。新しい浄化槽を設置しなければならないため、この日は午前中しばらく断水だった。

　しかも朝食後の食器がまだ洗えておらず、わぁ大変・・・。どうするの？・・・だけど塚田さんにお任せしよう。

　水が使えないのはとても不便だということを実感した。もちろんトイレも使えなかった。しかし昼食は、さんまの塩焼き、たけのこの洋風スープ、ほうれん草のお浸し、あとなんだったか？　ちょっと思い出せないが、美味しかった。熊本に来て「美味しい」を何度言ったかな？　素敵な言葉だな。

　おばあちゃんたちが日に日に私たち横浜人（ハマッ子）を受け入れてくれるようになってきたような・・・。利用者さんの介護度は平均すると4を超えていると思うが、皆さん個性豊かで（笑）ずっと歌を口ずさんでいる宇佐出身の方や、「かっぱえびせん」をタバコだと思ったのか？　足を組んでえびせんを吸っていたAさんは様になっていた。ここまではよくある話かも。驚いたのは「かっぱえびせんの袋に灰を捨てていた」ことだった。話し好きな方で、「お願い、何か頂戴」と言われたBさんからは「みんながお世話してくれるからうれしいわ」と、大変なこの時期に感謝の言葉をかけてくれるなんて。ジーンときてしまった。きっと日々スタッフさんが愛情いっぱいに接しているからだろう。とにかくお年寄りの皆さんはたくましい。これからも元気でいてください。

5月2日（月） 8：30～17：30　グループホームせせらぎ

　今日で塚田さんは横浜に帰るということで午後からは3人での神奈川チームとなる。私は昨日に引き続きお年寄りの支援、入浴介助や、衣類が一緒くたになっていたので個人の洋服が着られるよう11人分の洋服を箱に分けるお手伝いをした。今まで下着から洋服、靴下までみんな共同だったそうだが、臨機応変な対応をされていると思った。地震の影響で衣類もウエス行き（雑巾）になったものもたくさんあったようです。

　先週はたくさんの支援者がいたのと、環境が落ち着いていなかった（使えないお部屋がまだあった）ためお年寄りにとってはホッとできなかったと思うが、今週は少し落ち着か

れていたなと感じた。確かに・・・ある日の昼食が 26 食という日があった。利用者さんは 11 名。すごいボランティアさんの数・・・。でもスタッフさんは慣れている・・・。日頃から来客が多いのですね。

5月4日（水）8:00～13:00　ほたるにて避難所カフェが開催される

　朝から小規模多機能ホームほたるの居間を 15 人以上で一気に片づけた。お部屋は見事にきれいになった。

　本日、地域の人も含めて、避難所カフェは 10 時 20 分くらいから始まったかと思う。

　九州の認知症介護指導者さんが企画をされていたようで、5～6 名の方 (もう少しいたかも知れない) のほかにも千葉大学から 3 名、訪問看護から 2 名、神奈川から 3 名、ほたるのスタッフさん、地域の被災された方、ほたるの利用者さん、総勢 40 名くらいいたのではないだろうか。

　4 つのグループに分かれて話を聞いた。皆さん同時に話されるため、個別でお話を聞いていくような感じで、内容を模造紙に書き写し (当時の状況と困ったこと、今日まで頑張ってきたこと、大変だったこと、家に帰ってみての現状、今後してほしいボランティア内容やほしい支援物資) などを聞いてみた。

　私が聞き取りをした方は 1 人暮らしの女性で、地震のときは座布団と懐中電灯を持って外へ出たそうだ。家の前が駐車場なので、そこに 1 人で 1 時間くらいいたそうだ。その間、車がけっこう通ったが、手を振ってもなかなか気づいてもらえなかったそうだ。

　1 時間後に近所の「たつの小学校」に 10 人くらい避難したが、体育館も倒壊の恐れがあるからと皆さんで畑に移動して一夜を過ごしたらしい。その際、地域の方がストーブを持ってきてくれたそうだ。2 回目の地震までは「たつの小学校」にいたが、16 日にほたるの方たちが避難していた「ふれあいセンター」に行くことができたそうだ。

　困ったことを聞いてみると、薬が 5 月 7 日でなくなってしまうので病院に行きたいとのこと。その後、薬の受け取りについて相談をされていた。

　「ほたる」での様子を管理者の黒田さんから報告があったり、調理担当のスタッフさんがママ友の LINE を通して避難所から漏れている人たち (避難所に行けない人) を探して、その方たちに料理を持って行って支援をしていたお話などを聞いた。上益城郡は農家が多いためビニールハウスやテント、納屋などで生活をして畑を守っている方がたくさんいらっしゃるそうだ。地元を地域の若いママさんたちが支えていることに頭が下がった。お昼はスタッフさん手づくりのカレーとから揚げ、差し入れなどを頂いた。とても美味しかった。

　今回支援に入り、食事をつくってもらえるありがたさや皆さんと一緒に食事を頂くこ

とってこんなに幸せなんだぁと感じた。ふれあい食堂続けてくださいね。

■ 支援に入って感じたこと、今後の課題など

1. 地震直後は安否確認を電話でしない方がよい (高橋さんが話していたが、地震直後から電話が鳴りっぱなしで、余震がある最中も揺れながら電話の対応が大変だったそうだ)。
2. 支援に入る私たちはしっかりとした心がまえをもっていくこと (私たち支援に入る者は被災地に行くことを決して忘れてはいけない、スタッフさんが精神的に、ぎりぎりの状態で仕事に来ていることを忘れず、ケアの支援をしていくことが大切である)。ある程度スムーズにケアに入れるよう、現場を知っている経験を積んだスタッフが支援に行く必要があると感じた。
3. ボランティアを受け入れるコーディネートが必要であると感じた (例えば被災していない近くの認知症介護指導者や日本認知症グループホーム協会のメンバーが窓口にあたるなど)。コーディネーターによってボランティアとしての心がまえや仕事内容・かかわり方などを説明して頂けるシステムがあればよいかと思う。
4. 移動手段に車が必要 (熊本市内から離れているためにボランティア自らが移動できる形でボランティアに入れるのがベストである。車がない場合、被災しているスタッフさんに運転をお願いしないといけないため)。

　今回、被災地の支援に入らせて頂き、横浜でのこと (仕事・家のことなど) は任せたという覚悟があったので、熊本に入ってからもあまり横浜のことを考えることもなく (余裕もなかった) 支援に入ることができた (しかし横浜に戻ってきてからは、自分の生活を戻すために 1 週間かかった)。

　スタッフさんの利用者さんに対する温かさや利用者さんのたくましさ、代表の高橋さんの自立支援のケアへの思いなど、毎日が学びでとても新鮮だった。

　熊本での支援の内容やかかわり方はどうだったかなと自分自身に問いかけたとき、もっとできたことはあったのではないか、スタッフさんに逆に負担をかけていなかったかな？など考えることはある。やり残してきた気持ちもあるため、今後もなんらかの形で支援できたらよいと思っている。

2. 日本ホスピス・在宅ケア研究会の活動

日本ホスピス・在宅ケア研究会　石口　房子、中川　愛子

1 | 特定非営利活動法人「日本ホスピス・在宅ケア研究会」

　特定非営利活動法人「日本ホスピス・在宅ケア研究会」(以下：当研究会)は、1992年に神戸で発足しました。終末期ケアや在宅ケアの課題を医療・介護・福祉の専門職と患者や市民が対等な立場で話し合い、解決に向けて学び合う研究会です。

　年に1回全国大会が開催されており、その間に医療介護等実践セミナー、教育セミナー、フォーラム、ニューズレター発行などを行い、市民参加を重視しています(会員数：約1,000名、事務局：神戸市兵庫区西多聞通1丁目3－30)。

1 被災地支援と在宅ケア

　当研究会と被災地支援との関係ですが、当研究会が"在宅ケア"を掲げていたことにあります。そのため、当研究会の中心人物の1人である黒田裕子(以下：黒田)が、在宅である避難所や仮設住宅で災害看護を実践、その影響が強くあります。当研究会会員は、これらの経験の中で可能な被災地支援を行うことが自然と根づいてきたと言えます。

＜当研究会が目指す被災地支援の理念＞

- 待つのではなく、当研究会から声を上げていく
- 行政の手が届きにくいところへの支援
- 中期・長期の支援を重視(初期も大事だが)
- 孤立死を出さない

　以上は、現地支援を重視していた黒田より受け継がれてきたものの一部です。

　黒田は2014年9月に故人となりましたが、当研究会の被災地ボランティア活動は、黒田の存在抜きでは語れず遺志を引き継いでいます。

2 | コーディネーターの役割

　コーディネーターの役割は、被災地の状況や支援の内容によっても変化してくるものと思われますが、ここでは大きく分けて2つの役割がありました。

　1つ目は被災地の情報収集を行い、**現地ニーズの把握とボランティア派遣先の決定**です。情報取集を行うにあたり一番頼りにしたのは、現地に近い福岡の当研究会会員でした。次に

関連団体と連絡をとり、当研究会もボランティア派遣の準備があることを伝えました。南阿蘇の民間ボランティアセンターと南阿蘇村災害対策本部にも行き情報収集と情報提供を行いましたが、支援にはつながりませんでした。

2つ目は、**派遣ボランティア募集**と**派遣後の活動内容の把握と調整**です。

1 派遣ボランティア募集にあたって

派遣ボランティア募集にあたって留意したことが以下の3点です。
①看護職でこれまで被災地支援の実践経験があること
②本人が自律したボランティアとして被災地支援に行く意志があり、被災地のニーズに対応できそうであること
③5日以上は支援が可能であること

この条件に合いそうな候補者が訪問看護ステーション管理者で数名おり、一番早く出発の準備が整った近村美由紀氏(広島県)に先発を依頼しました。その間に、当研究会会員や会員以外の被災地支援経験者に呼びかけ、また、その人たちが全国の知人を通じて看護師を募りました。顔馴染みであること、携帯電話で連絡をとれることが大変役立ちました。

2 派遣後の活動内容の把握と調整

コーディネーターはまず現地に行き、ボランティアを実際に行いながら、受け入れ態勢を整えることが望ましいと思われます。この度は、高橋代表に電話と面談で調整を行っただけとなりました。最初に訪問したボランティアの近村美由紀氏に受け入れ体制(グループホームや地域の様子、食・宿環境・連絡ノート等々)を依頼しました。

ボランティア同志は**携帯電話で情報交換**、**連絡ノートで引き継ぎ**、なるべく**1日〜半日は直接申し継げるように**シフトを組みましたが、短時間のときもありました。支援内容は時々刻々と変化していることがわかり、現場のニーズに応じることを優先するようにしました。活動内容の把握は、当研究会で様式を決め全員から**報告書を提出**してもらいました。

3 派遣先との調整

高橋代表との連絡は主にメールで行い、1ヵ月分のボランティアシフトを送付しました。1ヵ月分埋まらないことや直前まで決まらないこともあり、多大なご迷惑をおかけしたと思っています。しかも、グループホームせせらぎ側もボランティア側にとってもリピーターが望ましいと思われましたが、実際に毎月1回定期訪問できたのは1人(中川愛子)のみで、2回訪問は3人でした。働きながらのボランティアにとって、気持ちはあっても"なんとか1回!"がやっとでした。終了の時期は、高橋代表と当研究会とが協議して決定されました。

3 ボランティアの活動内容（表3）

　支援時期を初期・中期・後期に区分し、対象を4項目に分けました。なお、時期にかかわらず日常的に行った項目は、番号で省略して表記しています。

＜被災地ボランティアの活動概要＞

活動場所：益城町グループホームせせらぎ・小規模多機能ホームほたる
活動期間：2016年4月29日〜2017年4月3日（252日）
派遣職種：看護師、介護福祉士、医師　計28名（延べ45名）
支援目的：施設職員および入所者のケア
活動資金：特定非営利活動法人「日本ホスピス・在宅ケア研究会」会員等からの寄付、日本財団からの助成金

表3　ボランティアの時期別活動内容

時期＼項目	初期（4〜7月）	中期（8〜11月）	後期（12〜4月）
利用者との関係	①バイタルサインのチェック ②見守り ③移動介助 ④口腔、耳垢除去、排泄ケア ⑤食事づくり、配膳、食事介助、台所の片づけ ⑥体操、レクリエーション同席 ⑦洗濯物干し、取り入れ、畳む ⑧室内片づけ ・入浴介助、着替えの介助 ・屋内の掃除、荷物の片づけ ・利用者の家族ケア（傾聴） ・利用者とともに洗濯物干し、片づけ、タンスの中の整理 ・利用者が料理の準備や食器洗浄中に見守り ・足浴、皮膚創傷のケア、ハンドマッサージ ・外出同行（足湯・アジサイ散歩） ・ギター、ハーモニカ演奏	①〜⑧同じ ・おやつづくり ・手足のマッサージ ・爪切り ・外出（足湯）に同行 ・利用者の自室移動への片づけ、介助 ・近所への散歩 ・ギター、ハーモニカ演奏 ・利用者室内運動会準備（玉入れの玉作り：新聞を固く丸める）	①〜⑧同じ ・骨折された利用者の受診に同行 ・インフルエンザ予防説明 ・当研究会の医師が利用者と面談 ・ギター、ハーモニカ演奏
職員との関係	・職員からケアの説明を受ける ・代表との話し合い（当研究会のボランティアの在り方） ・積極的なリラクゼーション（ハンドマッサージ） ・業務に同行（ケアマネジャーと利用者宅へ） ・病気のことで相談を受ける ・震災直後の話を伺う ・職員の子どもさんの子守り	・他ボランティアの受け入れ、かかわり ・グリーフミーティングに参加 ・せせらぎ内の防火訓練 ・代表とともに「災害支援」に関する取材を受ける ・代表と当研究会の全国大会でのシンポジウム発表の打ち合わせ	・インフルエンザ予防の話し合い ・代表との話し合い（災害に関する書籍化について）
地域との関係	・避難所から小規模多機能ホームほたるへ引っ越し支援 ・御船町で自衛隊設営の風呂での入浴介助 ・白旗小学校でのカレー炊き出し ・配食サービス同行 ・避難所カフェへの参加	・配食サービス同行 ・外出支援、送迎同行 ・小規模多機能ホームほたるの見学 ・仮設住宅での「夕涼みの会」参加 ・「地域防災会議・運営推進会議」参加	・地域の老人会に参加（2回） ・運営会議に参加

表3 続き

イベント参加・その他	・次期ボランティアへの申し送り話し合い ・他支援者との話し合い ①「せせらぎ支援日誌」記入 ②必要時当研究会コーディネーターに電話報告	①②同じ ・バイオリン演奏の鑑賞 ・産休に入る職員の送別会 ・「介護施設で行うストレスマネジメント」講演 ・初級介護研修生とともに「紐解きシート」の説明	①②同じ ・職員の忘年会 ・小規模多機能ホームほたる管理者研修会(高橋代表の講演) ・日本認知症グループホーム協会佐賀県支部主催「介護事業経営者管理者セミナー」講演

　震災直後の支援内容は刻々と変化し、そのときに状況判断を要することも多々あり、災害は生き物といわれる所以を実感しました。そのような中で支援者間の伝達だけでは対処できないこともありました。多忙な職員や利用者になるべく負担をかけないように努力しましたが、不十分な結果になったのではと感じています。

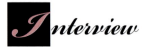

災害支援活動に心を寄せて

日本ホスピス・在宅ケア研究会　中川　愛子

1. ボランティア活動の動機・きっかけ

　私のボランティア活動の動機・きっかけは、阪神・淡路大震災のボランティア元年といわれたときに、種々の条件が整わず大阪在住でありながら自発的行動ができなかったことに由来しています。

　2011年、東日本大震災が発災したとき、40余年の看護師生活にピリオドを打ち、拘束されない自由な時間を楽しむ計画を立てていた退職直前に、ある看護職員から「東北の震災のことを想うと居ても立っても居られない、自分は現地に行けないけど、せめてここで何かボランティアをしたい」と言われたとき、条件が整わないことを理由にした22年前の自分を打破し、今、私にできることは何かと模索しました。

　被災地ボランティアをすることを決断したのは、災害看護支援機構主催の研修を受けていたことと、「被災地のナイチンゲール」と言われていた当研究会の黒田裕子さんの存在でした。自由な時間と体力はあること、そして家族の協力も得られる中で、施設内看護しか経験のない自分の自信のなさも友人と一緒に行動することで見繕いました。未知の世界に臨む私にとって人とのつながりは、心にスイッチが入ったような実感が生まれ、ボランティア活動

4 | 被災地ボランティアより見えた課題

　一番の課題は、支援者のネットワークがなかったことです。そのため、ボランティアは当研究会や個人のつながりと、これまでの被災地支援者名簿を頼りに募りました。
　今後、"迅速"であり、確実な広域の支援を考えると、
・登録されたボランティアネットワーク組織の構築
・全国圏域ごと(北海道地区とか九州地区とか)にコーディネーターの設置
・登録ボランティアの研修と交流を実施
・当研究会以外の組織との連携ネットワーク
などが必要となります。幸い当研究会は全国組織であり、市民を含め多職種が参加する会である利点を生かし、幅広いネットワークを構築していくことを始めました。

を発動させてくれました。

2. 東日本大震災の支援活動

　地震・津波・大火災で壊滅的な被害を受けた宮城県気仙沼市で、当研究会はほかの会と協働して、発災直後から24時間365日体制で4年間支援活動を行いました。
　初めて、被災地に着いたとき、災害の酷さに私は、あ然とするばかりでした。電車の車両は脱線して横たわり、大きな船が陸地に座っている。あらゆる場所には山積されたガレキの残骸。しかし、戦争を体験された方が、「戦争よりましや、みんなが全国から助けに来てくれるから」と言われた言葉が心に残りました。何時でも、誰でも、なんでも相談可能の体制の中で、去年熱中症になったご高齢の方に、今年はしっかり水分を摂りましょうと伝え、インスリン使用者が、毎日参加されている朝のラジオ体操を欠席されたとき、すぐに訪問して状況把握・判断し異常の早期発見に努めました。二重ローンで苦悩している方には、当研究会関係の弁護士を紹介し難局を乗り越え、夫婦間の不和の相談なども受けました。私にとって、41回451日通った気仙沼市は、第三の故郷になりました。

3.「グループホームせせらぎ」職員との出会い、そして継続

　熊本地震から1ヵ月が過ぎたせせらぎに、私は支援に入りました。ブルーシートに包まれ、屋内はひどい雨漏りのために廊下全面に古布などが敷かれ、天井には無数の穴があいていま

した。各部屋は支援物資や多くの荷物で入室さえできない状態。夜は奥のトイレに行くのに懐中電灯が必要。利用者の方々は一室に複数人入室されていました。職員の方々は日常ケアをコツコツと進めながら、時折笑い声も聞こえてくる穏やかな日々のように見えました。見守りを通して利用者に接しながら職員の方に少しずつ伺い馴染めるように心がけました。

　２日目の夜、「母親が、全身に広がったがんがあると説明を受けた。頭の中が真っ白でこれからどうしていいかわからない。やっとの思いで今日病院に行って来たところだったのに」と語ってくださった職員の方がありました。被災し、多くの課題を背負いながら、母親のがん告知の説明を受容できない状態に見えました。いろいろな会話の末に「兄と話し合って母には、がんであることは告げずにやって行こうかと思う」と言われたとき、私は、初対面の彼に戸惑いながら「お兄さんと相談しながらしかし、お母さんの気持ちも聞くことが大切。よくならない体調をお母さんは悪い病気かもと思っていらっしゃるかも知れない。真実(がんという言葉でなくても)を伝える勇気をもつか、伝えない覚悟をするかの選択が必要」などと彼に厳しい言葉で言ってしまいました。私が次にボランティアに伺ったとき、お母さんが逝かれたことを彼が話してくださいました。

　頻繁に続く余震が昼夜あり「何もしなくてもいいから夜一緒に寝ていてもらえるだけで安心する」と当直の職員の方が言ってくださいました。職場や自己の課題を抱えながら必死に利用者のケアをされている、そのような職員のそばに昼も夜も一緒にいたいと私は強く感じました。夜の方が一息できることもあり、被災直後の大変だった様子、家族のことなどをたくさん話してくださる貴重な時間になりました。

　自分の苦しい思いを語り相談してくださることを真摯に傾聴し、可能な範囲で感想や意見を述べる。根底にある思いをお互いに吐露し合える関係性が生まれていくことを実感しました。相手を知り、自己もさらけ出すことでさらに心が和む。このことは継続することでさらに発展し育っていくものと考えます。継続の重みがここにあると確信しています。

4. 利用者に添った支援

　初めて行うケアを、職員の方に確認しながら行動していました。その様子をそばで見ていた利用者の方から「あんたが心配そうな顔をしていると私も心配になるから、あんたがしたいようにしたらいいとよ」と、私の腕をつかんで言ってくださいました。びっくりしたと同時に、私が利用者を見ているつもりが、反対に利用者の方が私の表情や仕草を見てくださっていたと思うと恥ずかしい思いと親近感が湧いて、なるだけ早くケアの在り様をつかみたいと思いました。

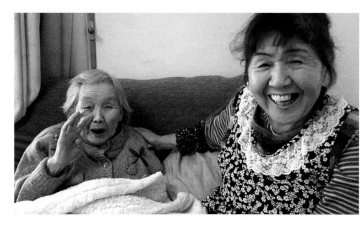

今は亡きトミエさんと傾聴ボランティアの光永さん

　2017年1月から、81歳と76歳のお二人の女性が、午後3時から6時まで、有償ボランティアとして入職されていました。いつも明るく笑顔で夕食をつくり、洗濯物の片づけやお掃除などをテキパキとこなしながら、利用者と職員に穏やかに接していました。夕方少しでも時間があると、利用者や職員と一緒に歌を歌い、先祖の話や甲佐町の土地柄、歴史などの話でいつも弾みました。昔から歌い継がれた「甲佐小唄」を連日練習して、私もハーモニカを吹きながら、やっと歌えるようになり「甲佐小唄」に出てくる名所がすぐ近くにあることも教えてもらいました。お二人は震災以前から地域の方たちと、語り合いお世話をして過ごすことに生きがいをもち、民生委員などの積極的な活動もやっておられたそうです。この度の地震で、自宅など大きな被害を受けながらも、前向きに生きていることを楽しんでいる姿に私は感動しました。

　ご高齢のお二人の存在は計り知れません。地域に密着した話や昔の話は利用者にとって、多くの記憶を掘り起こし共通の話題が広がっていきます。記憶がつながることでさらに笑顔が増え楽しい日々が送れると同時に、若い職員の方々に多くの勇気を与えているように思えました。

　グループホームでの災害支援は、ほぼ落ち着いてきた段階で、なるべく早く震災前の日常に戻すことが重要であることを痛感しました。利用者が平常であれば、職員は安心して自己の課題に前向きに取り組んでいけるものと推測しました。

5. 介護と看護の違い

　「ベッドに休んでいる方があり、足腰の痛みがありながらトイレに行こうとして歩き出したとき、看護師は少しでも痛みを感じさせないようにさっと手を添えるのが仕事です。一方、介護士さんの仕事はそれと反対に手を出したらいけない。自立可能な状態へ少しでも戻ってもらうために見守っている」と哲学者鷲田清一氏が[1]「語りきれないこと－危機と痛みの哲

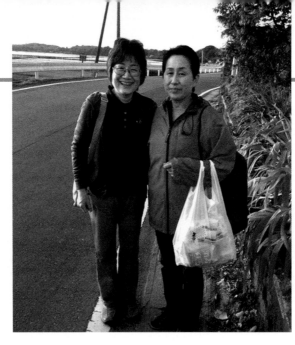

福岡より送迎してくれた平野さんと、最初に団体からボランティアにきてくれた近村さん

学」で述べています。

　私は、残存機能を低下させないと詠われているせせらぎの理念を理解しているつもりでしたが、行動は利用者の方に手を出し過ぎたこともあったと思います。高橋代表と職員の方々が日常ケアの中で、理念を具現化されている姿に敬服し、また、多くのことを教えて頂いたことと、当研究会のボランティアを受け入れて頂いたことを心から感謝致します。

■おわりに

　春夏秋冬、60日間お伺いしたせせらぎボランティア活動から次のことを学びました。

1. ボランティア活動は、被災者・支援者のお互いの学びの場である。
2. 被災者の、悲しみや喜びを現地で知ることで、関係性ができる。継続することでさらに深まる。
3. グループホームでのボランティア活動は、地域をよく知っている方の支援が特に有効である。

　大自然の阿蘇にご案内して頂いたとき"夏ろうばい"の種をもらい、その芽が出てきました。いつでも思い出せるように大切に育てたいと思います。熊本は第四の故郷になりました。
　当研究会の全国大会などで何回もご講演頂きご協力くださっていた105歳生涯現役だった医師、日野原重明先生が2017年7月18日お亡くなりになりました。"命は時間そして、使える時間をみんなもっている"この言葉を大切に、ありがとうと感謝しながら生き抜かれた日野原先生を目指して、私の時間を大切にして生きたいと思います。

■文献　　1) 鷲田清一：語りきれないこと；危機と痛みの哲学. 初版, p34, 角川学芸出版, 東京, 2012.

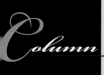

震災経験者として思うこと

日本ホスピス・在宅ケア研究会　久米　律子

　私は25歳のときに阪神・淡路大震災を経験しました。その頃は市民病院に勤務しており、両親と同居していた家も半壊で、周囲の状況もまったく把握できぬまま、2日後に近隣の先輩と勤務先の病院へ自転車で向かうことになりました。20km以上ある道のりは余震が続き、国道もひび割れ、途中休憩に立ち寄った病院は野戦病院のようであり、不安の中、ただひたすら自転車で向かいました。そして、到着し、貯水槽の水が浸水した病棟を目にし、茫然としましたが、幸いみんな無事だったことに安堵しました。

　そして3ヵ月後、避難所で活動してくださっていた遠方のボランティアの方々が帰ることになり、その後を神戸市が引き継ぐことになりました。私は現場がどうなっているのか、市民病院として果たす役割はなんなのかと疑問に抱いていた時期でしたので、自ら希望し、その活動に参加しました。春になり、気候的にも過ごしやすくなり、食においては整っていましたが、公園でテントを張り生活している家族もおられ、精神的にも厳しく、不眠、不満を訴える方が多かったことを覚えています。

　自分自身も被災者であり、父は入院し、これからどうなるのか漠然とした不安の中、ただ「今を生きる」それだけでした。そしてボランティアの方々が去った後は「自分たちでなんとかしないといけない」、その思いが強かったように思います。そして、現実と異なるテレビなどの報道に怒りを覚えました。また入浴のため大阪の親戚宅に行く途中、同世代の女性がハイヒールを履いて軽やかに歩く中、私はスニーカーで1週間も身体も顔も洗うことができず、惨めで悲しくもなりました。

　そんなことを思い出しながら、熊本に行き、屋根のブルーシートや崩れた家屋を目にし、やはり、いたたまれない気持ちになりました。景色は違うけれど、震災の残した傷跡を感じ、自分の経験と重なります。しかし、グループホームに着いた途端、スタッフの方々が笑顔で出迎えてくださったことと、和やかに食事をされていた場面にホッとしました。そして、一緒に過ごすうちに懸命に職務を果たし、明るく接してくださるスタッフの方々に力強さを感じました。被災者でありながらも、入居者の方のそれぞれのもっている力を引き出し、サポートする、その人に寄り添うケアを継続できることに感銘しました。自身が震災を受けたときはどうだったかと振り返ると、前を向くしかなく、がむしゃらに過ごしてきて、でも精神の疲労を感じ、何かあればプツンと切れかねない状況でした。

そのとき、皆様がそうだったのかも知れないし、そうでもないかはわかりません。しかし、震災後で衣食住はさまざまな形になったけれど、グループホームの変わりない理念とケアが震災前と変わらず、継続されていることに感動しました。そうなるまでには多くのご苦労があったのだと思います。しかし、グループホームの入居者の方々の潜在的な力を引き出し、合わさり、今があること、そして震災があっても、地域一人ひとりの力が重なり、大きな力となって乗り越えていかれるように思います。

　老後、子どもの住居に転居し、環境に馴染めず、認知症が悪化する状況を時々見受けます。子どもさんは「ふるさとに帰っても、既に友人、知人が年老いて亡くなっているから戻っても気にかけてくれる人もいないし、本人も望んできた」と言われます。致し方ない事情もあるのもわかりますが、不穏状態の増強や体調の悪化をみると、果たしてそうなのかと思ってしまいます。家の崩壊により、地域の異なる仮設住宅に入ります。ひきこもりも孤独死もあるかも知れません。しかし、年齢とともに過ごしてきた人たちは少なくなっても、その土地の空気、言葉、食べ物が何よりもその人が安心して過ごせる要因になること、震災があってもその長年過ごしてきた地域で最期まで生きていくことの大切さを学んだように思います。

　なぜボランティアができるのかとの問いには、仕事の都合がつき、自然にからだと気持ちが動いたというのが本音です。熊本と神戸は違いますが、震災を受けた気持ちに共感はできることがあるかも知れない、だからといって経験を伝えよう、アドバイスしようという考えはなく、手を差し伸べられるのもうんざりするかもと思っています。ただ同じ震災の経験者として、時々お手伝いにも来るし、遠くから応援しているものがいるということを受け止めてくださったら嬉しいです。そして震災後、数ヵ月のボランティアの集中期間が過ぎてからこそ、本来のボランティアが必要とされ、発揮できるのではないかと思っています。同じ面々のリピートと継続が必要であり、人と人をつなぎ、絆を結び、本当のボランティアが形成されるように思います。神戸、阪神間地域の新聞には継続的に震災関連の記事が掲載されています。「決して忘れることなく、思い続けている。そして復興を願っている」ということが一番伝えたいメッセージです。

CHAPTER 6 小規模事業所への災害支援活動の心得

日本ホスピス・在宅ケア研究会　中川　愛子
せせらぎ　高橋　恵子

1 出発前に調整をしておく

- 支援に行く前に、家族、職場などで自分が不在になったとき、生じる可能性のある課題を予測して、ほかの人に依頼したり、先に終了させておく。
- 家族や職場に関係する連絡先をいくつか伝えておく。
- 期間中、ボランティア保険に入る。

2 出発前にできる限り被災地の情報を収集する

- テレビなどの報道・ボランティア派遣依頼者・ボランティアに入った前任者などに確認する(最初は、派遣依頼者がいない場合や先遣隊の場合もある)。
- 被災地の支援先に、ボランティアが個人で直接電話などをかけない。
- 現地は、電話などで混乱することがあり、関係性を損なうこともあるので注意する。
- 連絡先へのコーディネートは統一する(コーディネーターは、最低限の事情として、宿泊先はあるか？　食料調達はどうか？　支援に入って、どのようなサポートができるかの調整を行う)。
- 不足しそうな物資は自分たちで持参する。念のため、購入のレシートは保存しておき、団体に示す。

3 支援先の事業所の理念を確認してイメージしておく

- 出発前にホームページなどで支援先の情報を知る(情報開示のシステムなどを利用する)。
- 活動中に状況を判断しながら、様子を確認する。
- 理想を尋ねるときは、時間と場所を考えないと、相手につらい思いをさせてしまうこともある(災害時の理想と現実のギャップに支援先も悩んでいることを忘れない)。

4 │ 関係づくりは、まず"あいさつ"から

- 自分からあいさつをして、簡単な自己紹介をする(支援先のスタッフは、勤務のローテーションなどがあるので、資格や経験を記入した自己紹介シートなどがあると便利)。
- お世話になる気持ちを伝える(ただし、さらっと伝える。あまり言い過ぎると、嫌味のように聞こえる場合もあるので注意!)。

5 │ 被災地では、自分の身は自分で守る

- 被災地までの行き帰りや、現地で災害に遭遇する可能性がある(余震や大雨による洪水など)ことを予測し、偶発事故が起きないようにルートを確認し、リスク対応できる冷静さを持ち合わせる。
- 笛や携帯用懐中電灯、緊急連絡先を記入したメモ(氏名、住所、電話番号など)を持参する。
- 自分の常備薬などは、ボランティア日数+予備を持参する(持参物資は別紙に記載する)。
- インフルエンザ、ノロなどの感染源にならないように自分自身の体調管理をする。
- 体調が悪いときは速やかに支援先の責任者に報告する。

6 │ 支援中、被災者の思いに耳を傾ける

- 被災者である利用者やスタッフの思いに傾聴する。
- 話を無理に聞き出すのではなく、こぼれ落ちてくる言葉を聞き漏らさないようにする。
- 話を聞く間はむやみに励まさず、批評や示唆、否定は絶対しない。
- 話しやすい雰囲気、時間帯をつくる。可能なら夜間のゆとりのある時間を生かし、相手の方が望むとき自分のことも話をする。
- 自分のことを話すとき、相手の様子に注意する。被災で疲れており不安を抱えた人に、自分たちの日常のやり甲斐などを話すと、被災地を離れたり、離職の原因にもなるので注意する。特に被災地では、燃え尽きなどで継続的な職員の確保が困難となりやすい。
- まず相手の疲労感に注意する。被災地では災害時のことを聞かれることが多く、現地スタッフは、鬱々とすることもある。自分が聞きたいからと、くどくど聞くことは厳禁(特にPTSDは、頭痛やめまい、肩凝り、不眠、呂律が回らない、涙が出るなどの自覚症状がある)。時には、癒しや明るい話題提供も必要。
- オイルマッサージなどは癒しに効果があり、そのとき相手のつらい気持ちを聞いて、被災地で頑張る相手の自尊感情を高める。

7 | 被災地では利用者の安全を第一にケアにあたる

- まずは見守り程度のケアから。初めて行う複雑なケアは説明を受けてから行う（支援先でも、相手の状況がわからないと、どのようなサポートをお願いしていいかわからない。まずは見守りなどを行いながら、スタッフとの連携を図る）。
- 認知症ケアにおいて見守りは重要な作業であり、関係性を保ち、利用者の不安感を抑える効果がある。その間にスタッフは、各個室で重度ケアを丁寧に行うことができる。また、利用者の対応の仕方を通して、支援先もどのくらいのケアをお願いすべきか考慮していることもある。
- ボランティアが「自分のやった行動に責任をもつ」と思っても、実際には現場の管理者の責任となるので、注意が必要。不都合なことがあったら、隠さず支援先の職員に相談する。

8 | ボランティア間で情報交換・申し送りをする

- 自分が知り得た情報、次のボランティアに伝えたい内容など、指定の申し送りノートに記入する。
- 次のボランティアに、今の復興状況・支援内容、気候（寒い、暑いなど）を考慮した衣服の調整、持参物品などをコーディネーターを通して伝える。
- 申し送りは、ボランティア同士で行う方が被災地の業務を増やさない。

9 | 活動を受け入れてくださったことを感謝し、学習したことを伝える

- 被災した現場を自分の目で見て、多くの方々から生の声・思いを聴き、学んでいるといった謙虚な姿勢が大切。
- 申し送りやミーティングの機会に参加できたら、その反省を伝える。被災した事業所のスタッフからも意見を聞く。
- ボランティア終了後も可能なら、手紙を書くなどの交流の機会をもつ。

10 | 活動を振り返り、同じ団体の支援に行けなかった人に活動を報告する

- 支援内容をまとめて、派遣下の職場や団体に報告をする。
- 個人情報が含まれる場合は、支援先に原稿などを見てもらい、チェックを受け承諾を得る。
- ボランティア活動に協力してくださった職場の同僚や友人、家族などに現地の話をして現

実を知ってもらい、感謝を伝える。
- 自分自身がボランティア活動に参加できたことを正しく評価し、次に生かす。
- このような災害時の支援活動の有効性を社会に広める。

CHAPTER 7

災害時のコミュニケーションツール
―SNSは何をもたらしたか―

ハピログ　中林　秀仁

1 被災現場のコミュニケーションツール

　寒さの厳しい1月の中頃、風邪をひいて寝込んでいた私は早朝まだ暗い6時前に自分の咳で目が覚めました。まっ暗な部屋の中でベッドに腰かけ手をついて、ひどい咳を何度も繰り返していました。大学の後期試験の期間中でもあり、ちょうどその日は落とせない試験があったので、「早く咳治ってくれないかな」などとぼんやり考えていたように記憶しています。1995年1月17日5時46分。神戸は震度7強の地震に襲われました。当時私は、ビルがたくさん崩壊した三ノ宮と、住宅や商店が倒壊し大火に見舞われた長田の間にある兵庫区の古いマンションの10階に住んでいました。死ぬ思いをするという言葉がありますが、自分の中ではあの瞬間ほどその思いに襲われたことはありませんでした。

　地震が起きてすぐに直面した問題の1つに、声の届く範囲にいる人以外とコミュニケーションが取れなかったという問題がありました。神戸市は自治体としては比較的早くインターネットを使った行政情報の発信に取り組んでおり、発災直後から被災状況や支援や復旧の状況を市のホームページに掲載し国内外からの反響を呼びました。しかし当時はまだ携帯電話、インターネットがようやくこれから普及を始めるという段階であり、今私たちが慣れ親しんでいる形のSNSやスマートフォンが登場する10年前のことです。双方向のリアルタイムコミュニケーションは、固定電話が不通になれば直接会いに行って口頭でやりとりする以外にありませんでした。また、安否確認や水や食糧の配布、避難所関連の情報など情報の収集・伝達・更新などについては、私が記憶している限り「ペンと貼り紙」というアナログな手段にほぼ頼っていたのではないかなと思います。

　時を経て、2016年4月14日と16日に熊本地方で震度7の地震が2回連続して起きました。私は神戸で被災して以来、どこかで大きな地震があると、被害が最小にとどまるように祈る気持ちと、何か自分ができることはないかと反射的に考えるようになっていました。富山県に住んでいる私にとって距離はありましたが、インターネットやマスメディアから流れてくる各地の無残な姿を見て自分のことのように痛みを感じていました。現在私はIT関連のベンチャー企業を同県の高岡市で営んでおり、Facebookやインスタグラムの投稿から

フォトブックをつくる『ハピログ』というWebサービスを全国の消費者向けに事業展開しています。地震から2週間ほど経った4月30日のフォトブックの受注情報の中に、目に止まる注文が入りました。ハピログは通常1・2冊という単位の注文がほとんどですが、お1人で10冊ご注文されている方がいて、住所を確認すると熊本県上益城郡となっていました。これがグループホームせせらぎ代表の高橋さんとの最初の接点です。何かお役に立てるかも知れないと直感的に思い、すぐにお電話でお話して状況を伺い、さらに社員を派遣して現地の状況を確認させました。高橋さんから頂いたコメントは、まさに現場の体験者によって語られた生の言葉であり、私がこの数年強く感じていたことをストレートに表したものでした。

　高橋さんのお話には重要なポイントが3つありました。まず1点目は、今起きていることをなるべくすべて記録に取ろうと決意されていたことです。被災したグループホームがどのような状況に置かれ、混乱の中でどのように考え、どのように行動していったのか。その克明な記録が将来起きる災害においてきっと役に立つはずと考え、詳細な情報を残したいという決意です。2点目は、目の前の仕事に忙殺され気持ちの余裕もまったくない中では、詳細な記録を残すにはスマートフォンで写真を撮ることが最も効率的だったということです。これはせせらぎの皆さんが避難された先にはかろうじてスマートフォンが充電できる電源が確保できていたことが幸いしました。そして3点目として、写真を撮り溜めるだけでなく、

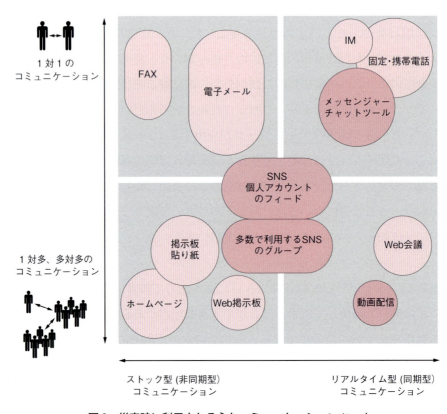

図2　災害時に利用される主なコミュニケーションツール

情報発信や情報共有などのコミュニケーション手段として、リアルタイムコミュニケーション（同期型）とストック型コミュニケーション（非同期型）のよさを併せ持つSNSを活用したことです（図2）。

　いくつかあるSNSの中でどれを選択するか少し迷ったそうですが、ほとんどのユーザーが実名で登録しているため入居者の家族や全国のグループホーム関係者など知り合いとつながりやすいという点、1対1のやりとりも1対多数のやりとりもどちらも取りやすいという点からFacebookの個人アカウントを使って情報発信することを決めました。

　「代表はこの忙しいときに何をやっているのだろう」とスタッフが訝しがるくらい、高橋さんは毎日あちこちでたくさんの写真を撮り、文章を入れてFacebookに投稿し続けました。救援物資はどこに何が届いているのかよくわかりませんし、1日経つごとに必要な物資が変わってくるなど災害現場では状況が刻々と変化していきます。その状況をなるべく正確に、なるべく正直に書いて、写真を撮って発信することで、高橋さんのFacebookの友だちだけでなく、さらにその先の多くの人にリアルタイムに現場の状況を伝えました。発災後しばらくして電話が復旧するとちょっと困ったことが起こります。災害時は、利用者の安全確保やケア、施設の点検、避難所への移動、避難所での慣れない生活に加えて、利用者のご家族への連絡やスタッフならびにその家族の状況確認、行政とのやりとりなどいつもの何倍もの業務量になります。そのような状況にある現場にも安否確認やお見舞いの電話はひっきりなしに入り、その都度仕事が中断されてしまいます。「なるべく私たちの状況を心配されている外部の人たちにできるだけ詳しくFacebookを通じて発信することにしました。かかってきた電話に「情報はFacebookで公開するからそれを見てほしい」と伝え続けました」。相手と多少嫌な空気になっても高橋さんは電話でこのように訴え続けました。

　発災時からの一連の投稿によって、高橋さんのもとには知人や知人の知人というSNS上のつながりのある人たちから「いいね！」などのリアクションやコメントが数多く寄せられてきました。このやりとりは、発災後の緊急時に双方向の情報伝達を「素早く」「広範囲に」「正確に」行うことができたという現れであると言えます。また、それ以外にもコミュニケーションが切れずにしっかりとつながっているという感覚が、厳しい環境にあった高橋さんやスタッフたちの心理的な支えにもなったことも無視できない効果であったと言えます。後日行ったインタビューの中で、「苦しい状況の中、投稿記事に対して多くの方が励ましのコメントを返してくれました。個々にやりとりする時間はなかなか取れなかったんですが、そのコメントにどれほど勇気づけられたか。今でも読み返すと涙が出てきます」と当時の状況を語っています。

　私は高橋さんからこれらの話を聞いたとき、少なくともコミュニケーションの取られ方や

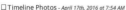
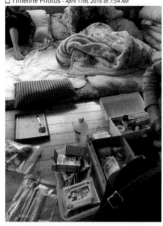
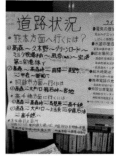
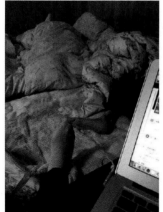

図3　熊本地震直後の高橋代表のFacebook投稿より

ツールについては、介護の現場においても明らかに時代は変わったんだなと確信しました。では、これらの経験から学べるものは何か。具体的に実践できる事柄はなんなのか。高橋さんが使われたFacebookを基軸に置いて考えてみたいと思います。

2　災害時の対応が強化されたFacebook

　災害時のSNSの役割や会社としての考え方をFacebook社の日本法人で広報を担当してい

る下村さんにお話を伺いました。まず、災害時に役立つ機能を全世界で投入するきっかけとなった日本人開発者の話を聞きました。

　2011年、当時まだ米ハーバード大学の学生で、インターン生として米カリフォルニア州のFacebook社で働いていた内山慧人(けいと)さんは、その年の3月11日に東日本大震災で津波に飲み込まれていく町の様子をテレビニュースで知り衝撃を受けました。彼はFacebookでつながっている友人たちの安否をいち早く知りたいという思いから、Facebook友だちの直近の投稿を一覧表示できるソフトウェアのプロトタイプを数時間でつくり上げ、その日のうちに開発者向けサイトに公開しました。この知らせに世界中の開発者から当日だけで5,000を超える"いいね！"がつき、Facebook社内でも多くの人が知ることになりました。内山さんの行動は創業者のマーク・ザッカーバーグ氏の目にもとまります。これをきっかけとして災害時に役立つ機能を実装するプロジェクトが立ち上がり、2014年10月にはFacebookの新機能として「災害時情報センター」が導入されました。この3年間で、世界各地で起きた災害やテロ事件などに対応し850回以上起動され、20億人以上の人に安否確認の情報を知らすことができたとされています(2017年11月世界防災フォーラムでの同社発表資料より)。

　2017年9月には「災害時情報センター」から「災害支援ハブ」と改称され、災害支援に関する機能が拡充されました。「セーフティチェック」と呼ばれる安否確認機能に加えて、避難所や食料の配布先、移動手段などを探したり支援要請したり、また反対に支援提供できることを告知することもできる「コミュニティヘルプ機能」を組み込み、災害に関する情報を得るためのリンク機能を1つのページにまとめ使い勝手も向上しました。

　熊本地震に際して、高橋さんは文章や画像を投稿したり、友だちからのコメントに返信したり、個別にメッセージをやりとりしたりと、Facebookの基本的な機能を使って発展的にコミュニケーションを行いました。前半部分で述べたとおり、もちろんこれだけでも10年前までは行えなかった災害時コミュニケーションの新しいカタチと言えます。しかし、スマートフォンとSNSの組み合わせは既に「インフラ」と呼んで差し支えないくらいに国民の間に浸透しており、世界最大のSNSを展開するFacebook社が、災害時に役立つ機能を積極的に提供していこうという姿勢をもっていることは、災害時コミュニケーションの在り方になんらかのよい影響を与えるのではないかと考えられます。

　これを環境の変化として捉えると、認知症ケアに携わるすべての関係者がいつかやってくる災害に備えて今できることは普段からスマートフォンで写真を撮り、SNSに文章とともに投稿し、Facebookの友だちと交流するということを繰り返し行い、まず自分自身が慣れておくことではないでしょうか。それがいざというときに役立つコミュニケーションスキルになり、さらに「災害支援ハブ」のような新しい機能の理解も深まり、災害時に支援側・受援

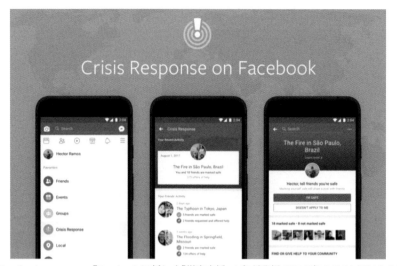

(Facebook newsroom「Facebookに新しく「災害支援ハブ」が登場」2017年9月21日による)

側いずれの立場に立ったとしても対応力が向上するはずです。

3 SNS利用にあたっての留意点

　しかし、災害時のSNSでのコミュニケーションで留意すべき点が2つあります。まず1つ目は誤った情報の流布です。誤った情報には意図的なデマや悪意あるフェイクニュースというものもあれば、意図的ではなかったとしても確認不十分や意思疎通の齟齬によって生まれるものもあります。いずれにしても、SNSはデジタル化された口コミ情報が高速ネットワークで飛び交う空間でもあるので、誤った情報でも一気に広がる可能性があります。

　SNSはユーザー間の自由な情報のやりとりが行えることが前提でもあるので、完全に有害な情報が排除されるわけではありません。当然ユーザー自身の利用の仕方や行動に委ねられている部分は残ります。緊急時コミュニケーションの速報性や即時性と、その情報が確かなものであるかという確認(いわゆる裏どり)とトレードオフの関係になりがちですが、「いったん思いとどまって、ほかに参考にできる情報はないか、誰かに聞けないか確認をとってほしい」とFacebook社の下村さんは言います。前述の「災害支援ハブ」にある「コミュニティヘルプ」機能によってユーザー間の情報共有や助け合いがスムーズになるだけでなく、同時にユーザー間のチェック機能が働くことで情報の吟味がスピーディーになされていく効果も期待できます。

　次に挙げられる課題は、SNSやスマートフォンの扱いを苦手とするいわゆる「情報弱者」と呼ばれる人々への支援です。この課題への対処は個人単位で捉えると極めて難しくなるので、例えばグループホーム単位で捉えて、その中にSNSやスマートフォンの扱いに慣れた

人を配置しておくことで状況を緩和できる可能性があります。組織の課題として考えた場合、SNSやデジタル機器の扱いに慣れたスタッフを1人でも増やしておくためには、トップが「情報に強くなる」というビジョンを掲げ、具体的な行動を促すことも必要であると思います。

4 | 記録に残し、思いを伝える

　これまで述べてきたように、普段からSNSやスマートフォンを使い慣れておくことは、災害時のコミュニケーションに必ずプラスになるはずです。さらに、投稿された文章や画像を「情報資産」として捉え再活用する方法もあります。

　普段の生活の中で閲覧するにはFacebook側が想定した投稿が優先表示されたニュースフィードを順番に見ていくことで事足りるのですが、投稿したコンテンツをいつでも振り返れるように手元に持っておきたい、情報をまとめて誰かと共有したい、投稿内容を資料として残しておきたいというニーズがある場合、アプリやブラウザでスクロールしながら閲覧するというのはなかなか骨が折れます。実際にこのようなニーズをもっていた高橋さんは「Facebook」「印刷」というキーワードで検索してハピログのフォトブックサービスにたどり着きました。

　ハピログはブラウザから利用できるサービスです。自分の投稿コンテンツがそのままフォトブックの形に自動レイアウトされ、紙面イメージを画面で確認できます。気に入ったらそのまま購入することができて、1週間前後でご自宅にフォトブックが届けられます。この仕組みを用いると、流れ去って行くフローとしてのSNS上のコンテンツがフォトブックやPDFに変換され、活用しやすいストック型情報になります。「自分が投稿した内容は利用者の家族やグループホームの運営に携わっている人たちにきっと役に立つはずだから、できるだけ多くの人に本として配りたい」。高橋さんからこのような相談を受けたときに、ハピロ

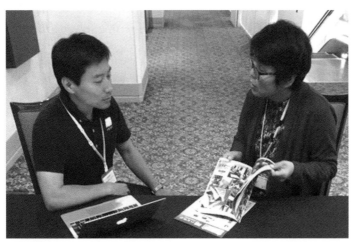

高橋代表（右）と、ハピログの有効性や記録の重要性を語る

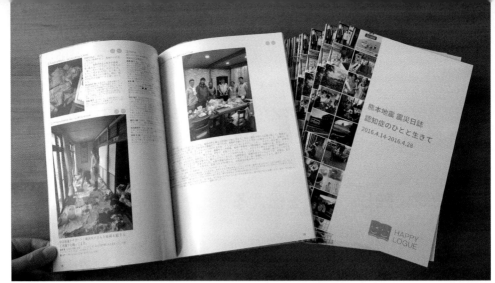

Facebook投稿を本にすることで閲覧性・記録性が高まる

グフォトブックのビジョンに合う素晴らしい使われ方であると考え、協業先の富士ゼロックスの協力を得て1,000部を無償提供することができました。これによって、高橋さんからその先の関係者の方々へ、画面を通してしかアクセスできなかった情報、もしくは存在を知ることなく素通りしてしまう情報が、リアルな本という形になって伝達され、多くの方に被災したグループホームの実態が伝わり、さらに人々の記憶に粘りついたのではないかと思います。

「スタッフ同士で話していると、あのときに誰が来て、何をしてもらったのか、どんな話をしたのかということが、記憶からすっぽりと抜け落ちていることが互いにたくさんあった」と高橋さんは言います。ハピログフォトブックが届きスタッフみんなでパラパラッとページをめくりながら見ていたときの思わず出たその感覚こそ、混乱と疲労の極限に置かれたグループホームの現実の姿を表すものであり、SNSが記録と記憶をつなぐモノとしてしっかりと役割を果たしていると言えるのではないでしょうか。

SNSは、電源さえあれば災害時の双方向リアルタイムコミュニケーションを確保する強力なツールになります。さらに、そのとき投稿された写真や文章が蓄積されることによって、次の災害に備えるための記録にもなります。震災の風景を心の片隅に残しておくことは、震災大国日本で生きるわれわれにとって、非常時においても冷静さと的確な行動につながるという意味において大変重要であると感じます。

CHAPTER 8 被災者と支援者をつなげるネットワーキングの必要性

認知症介護研究・研修東京センター　中村　考一

1　認知症介護研究・研修東京センターと指導者ネットワークについて

　全国3ヵ所にある「認知症介護研究・研修センター」の中の東京センター(以下:東京センター)において、私は「認知症介護指導者養成研修(以下:指導者研修)」を担当しています。指導者研修は、国の研修制度の中に位置づけられている研修で、全国の都道府県・指定都市から推薦された認知症介護のエキスパートが集まり、専門職への指導方法など、地域での認知症介護の質向上の推進方法を学習します。1回の研修期間は9週間に及びます。その間、参加者はグループワークなどで真剣に議論を重ね、研修修了後には「認知症介護指導者(以下:指導者)」となります(詳しくはホームページであるDCnetを参照してください)。2018年現在、指導者は全国に2,200名以上を数え、全国認知症介護指導者ネットワークという一般社団法人を立ち上げて積極的な活動を展開しています(図4)。

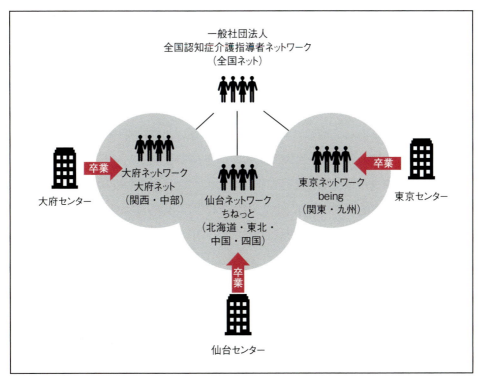

図4　認知症介護研究・研修センターと指導者ネットワーク

2 | SNSを活用したコーディネートの在り方

　ここで熊本地震の支援の過程で、認知症介護指導者ネットワークがどのように機能したかを振り返りながら、インターネットでのSNSやメーリングリストなどを利用した支援のコーディネートについて考えてみたいと思います。

　この度の熊本地震で被災した指導者、ならびに支援に入った指導者は、Facebookの「メッセンジャー」という機能を利用して会話の記録や書き込みをしたり、指導者ネットワークのメーリングリスト[*]で発信・受信した情報、私の個人メールなどの内容を確認しながら連絡調整を図りました。また、倫理的配慮として名前が出てくる方には掲載に際して許可を取りました。

[*]：メーリングリスト　e-mailを登録しているメールアドレスに一斉配信する仕組みのことです。つまり、あるメーリングリストのアドレスにメールすると、1回の送信で登録者全員一斉に同じメールを送ることができます。

3 | 全国認知症介護指導者ネットワークによる支援の成果

　全国認知症介護指導者ネットワーク(以下：全国ネット)は、東京・仙台・大府の3センターにおいて研修を受講し修了した指導者によるネットワークですが、東京センターを卒業した指導者たちは「認知症介護指導者東京ネットワークbeing(以下：being)」として、全国ネットの一角を構成しています。

　全国ネットおよびbeingにおいて行われた支援は大きく分けて、物的支援、人的支援とそのマッチング、支援金・義援金の募集と分配、気晴らしサロンなどがありますが、ここでは特に物的支援と人的支援の成果について述べたいと思います。

　beingによる最初の物資は本震翌日の4月17日19時に、グループホームせせらぎに届けられました。これは、高齢者施設・事業所に届いた物的支援としては、早かったのではないかと思います。beingの代表世話人の森さんたちが2トントラックを運転して直接現地に入り、物資を現地に届ける役を担いました。さまざまな支援の体制が整うまでの急場しのぎとして、機能することができたのではないかと思います。

1 物資の支援の成果

　全国ネットおよびbeingによる物的支援の成果は**表4**のとおりです。全部で7つのチームが、まず4月17～20日にかけて、昼夜物資を運びました。また、物資の届いた施設・事業所は自施設・事業所で物資を活用するだけでなく、近所へ物資を配る拠点となって動くこともできました。物資の募集は全国ネット全体で行われ、50箱以上の物資が福岡県の福祉施設に集められ、すべて5月中に現地に届けられました。なお、ここに記載された成果は、

表4 物資支援の成果

日時	輸送先	届けた物資	輸送者
4月17日 19:00	GHせせらぎ	記録なし	長崎県指導者
4月18日夜	ヒューマンケア富合	水、パンや介護用品	福岡県指導者
4月19日 7:00	ヒューマンケア富合	記録なし	長崎県指導者
4月19日 8:30	GHせせらぎ	記録なし	佐賀県指導者
4月19日朝	GHみなみ阿蘇	記録なし	大分県指導者
4月19日 17:30	嘉島町	記録なし	宮崎県指導者
4月19日 18:00	GHせせらぎ	記録なし	北九州市指導者
4月19日 19:00	悠優かしま	水150ℓ	宮崎県指導者
4月20日	特別養護老人ホーム 矢部大矢荘	飲料水(2ℓ×6本)20箱 など	福岡市指導者
4月20日	特別養護老人ホーム グリーンヒル御船	飲料水10箱、オムツ10箱 など	福岡市指導者
4月20日夜	特別養護老人ホーム 矢部大矢荘	記録なし	横浜市指導者
4月20日夜	特別養護老人ホーム グリーンヒル御船	記録なし	横浜市指導者
4月21日 20:30	GHみなみ阿蘇	記録なし	横浜市指導者
4月20日	GHせせらぎ	手拭き(ウェットティッシュ)46袋、清拭シート45個 など	福岡県指導者
4月22日	GHせせらぎ	飲料水10箱、オムツ10箱、生野菜	福岡市指導者
4月22日	上益城郡嘉島町 GH康寿苑	飲料水10箱、オムツ10箱	福岡市指導者
4月22日	上益城郡益城町 特別養護老人ホーム 花へんろ	オムツ5箱、飲料水15箱、非常食3箱、紙皿1箱	福岡市指導者
4月28日	GHみなみ阿蘇	レトルト食品、水、非常時お助け箱(トイレになる食糧の入った箱)、手指消毒、果物 など	宮城県指導者
5月2日	菊地市 老人保健施設 孔子の里	シャンプーとリンス3本×2箱、飲料水2ℓ×6本×3箱、非常食2箱 など	福岡市指導者
5月2日	GHせせらぎ	飲料水10箱、野菜ジュース3箱、生野菜 など	福岡市指導者

私が確認・調整した支援であり、直接現地に物資を届けた指導者もいますし、物資を受け取った指導者は、さらに地域で物資を共有しています。

2 人的支援の成果

全国ネットにおいて、人的支援としては、延べ150人程度の人材をマッチングすることができました。施設・事業所に対する支援では、後述するスマートサプライを利用させてもらいながら、12名の指導者などをマッチングできたほか、避難所に取り残された高齢者が集う場として、西原村で開始された気晴らしサロンには、被災した熊本の指導者も含め延べ130名以上の人がボランティアで参加しました。

4 インターネットを活用した指導者間の連絡調整

前震・本震それぞれの直後、beingの森さんから連絡を受けました。森さんは、現地の状況から物資の支援を早急に行う必要があると判断し、九州の世話人に連絡を取り、物資を現地に運ぶことができる人を募るとともに、2トントラックを確保していました。そこで、私

は、どこに何を持っていくかを整理することと、SNSで現地の状況を確認し紹介することになりました。

　九州の指導者とは、普段から顔の見える関係ができていましたが、それでも全員が全員、顔と名前が一致しているわけではありません。一方、私は、研修担当として顔と名前が一致しますし、それぞれの性格や得意なことなどもよくわかります。現地に行くよりも、遠隔地から情報を整理して伝える方が災害支援に役に立てるのではないかと思いました。

　被災状況について情報が得られたのは、被災地の高橋恵子さん、吉本洋さん、緒方弘美さん、松尾弥生さん、長聡子さんなどでした。そこでニーズのあった物品について、できるだけタイムリーに情報を発信しました。情報の発信の際には、情報が拡散し過ぎて、必要なものが届き過ぎることのないように充足されたものも伝えました。

1 Facebookのメッセンジャーの活用

　Facebookの機能の1つとして「メッセンジャー」というものがあります。これは、e-mailのようにメッセージをやりとりする機能ですが、やりとりが1つの画面で吹き出しのように並び情報交換できます(図5)。LINEでのやりとりとほぼ同様の機能があります。今回の支援においては、特にこのメッセンジャーが有効に機能したと思います。指導者の数名は地震の前から、Facebookによって自分自身の認知症介護実践などを発信し、仲間同士でつながっていました。

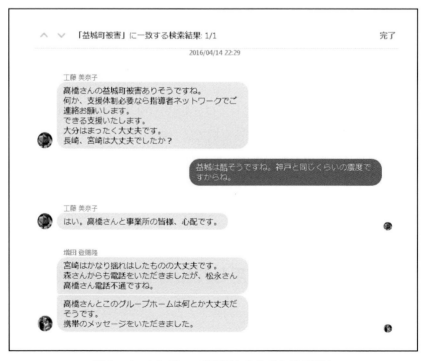

図5　メッセンジャーを利用したやりとりの開始

メッセンジャーでは、さらにグループをつくってグループのメンバーだけに連絡をすることができます。文脈が流れでわかりやすく、空いた時間にメッセージを見て、返すことができるので有効でした。メッセンジャーのグループは、まず、熊本県外の指導者(工藤美奈子さん、増田登賜隆さん)と私3名で立ち上げました。すぐに、being代表の森さんや九州の世話人も招待してグループを広げました。被災した指導者、九州の指導者のほか、中越地震で被災し、その後地震の支援を行っている指導者、関東からの支援を計画している指導者などにも入ってもらうようにしました。ただし、このようなSNSを利用していない指導者もいました。そのような指導者とタイムリーな連携が取れなかったことを私自身は大変申し訳なく思っています。

メッセンジャーでは、物資が今どこに向かっているか、物資の中継点をどこにするか、支援金をどのように集めるかといった相談を、随時行いました。話し合いや意思決定が非常にスムーズになったと思います。

2 メーリングリスト

発災時にはサーバーダウンしていたメールも1週間後には使用可能となったそうです。幸い地震の前から、beingでは、無料のメーリングリストのシステム(freeml)を作成して一気にメールを送れる環境ができていましたので、全国ネットでも情報の共有ができる状態にありました。そこで、現地の情報を支援者のFacebookやメール、電話で集めて、ワードやパワーポイントでまとめ情報を発信するようにしました(4月18～27日で合計で17回発信)。

送り先としては、メーリングリストに加入している指導者のほか、全国ネットの事務局および各センターでした。発信した情報は、主に支援の成果とニーズです。稀に現地から電話などで連絡があった場合に、それを私の方で、情報に組み入れました。また、現地は電話が殺到している状況で、電話がかかってくると作業ロスにもなりますので、現地との連絡は主にFacebookを活用しました。例えば、GH南阿蘇の松尾さんからは、ボランティアコーディ

表5 当初の情報発信

No.	指導者	携帯	施設名	配達場所	住所	ニーズ	備考
1	高橋恵子	●●●~●● ~●●	GHせせらぎ	白旗ふれあいセンター	甲佐町白旗216-2	飲み水・バナナ・ソーセージ・シーチキンなど食べやすいもの、食料品、衛生品／女性用・子ども用、介護の人、紙オムツ・リハビリパンツ、亜鉛入り飲みもの	地域支援中。4/19新潟チーム4名予定 4/17森さん到着(20時頃) 4/18北九州チームが到着済み。高橋さん誘導にて18時頃、老健、特養に物資届済み

現状 2016. 4.27　7:00

中村の把握している情報のまとめ

＊中村の把握している範囲なので、熊本全体のまとめになっておらず、情報源には偏りがあります。
先方に負担をかけないため、中村から連絡はしていません。

beingの動き①

- 4月27日(水)14:00～熊本県社協で会議予定
- 県も正式に参加する予定。
- ケアマネ協からは2名参加。うち1名は長崎の方であり、■さんとも面識がある。
- 指導者は3名参加。■■■さんと、■さん、■■■さんの見込み。＊さんは全国ネットワーク副代表としての参加

beingの動き②

- ■■■さんがGHみなみ阿蘇支援(2日間)昨日(4月24日)終了。2回目のスタッフのミーティングが開催された。
- ■■■さん(沖縄)が、28・29・30GHみなみ阿蘇でボランティア予定

全国ネットの動き

- 物資の募集、支援金の募集はストップした。
- 支援金の額を確認したところ、1,200,000円以上振込有。募集はストップ済み
- 全国ネット、ちねっと、大府ネット、being、3センターの連絡網案検討中。

GHみなみ阿蘇①4月24日情報

- 一般ボランティアの対応だけで精一杯。
- 介護専門職ボランティアのコーディネーターが欲しい。(■■さんより)(4・27 継続中)

GHみなみ阿蘇②ボランティアコーディネーターより

- 4/19から「南阿蘇ケアサービス」という高齢者福祉施設でボランティアの募集・受け入れのお手伝いをしています。いま、日本中で「熊本のために何かしたい」という想いが渦巻いていることを感じています。
そこで、外からやってきて福祉施設内で活動するスタッフの立場から、遠くでできる支援を考えてみました。
- ■スタッフは疲れ切っている
- 当施設でいちばん気になるのが、お年寄りを支えるスタッフが疲弊しきっていることです。ここには75名のスタッフがいらっしゃいましたが、地震直後はそのうち1/3が出勤できない状況になりました。その最大の要因は、多くのスタッフが通勤に使っていた阿蘇大橋が崩落したことです。現在は改善してきていますが、いまだ出勤できない方も多く、15分の通勤時間だったところを90分かけて出勤している方もいます。
当然、負担は残ったスタッフに集中します。単純計算で1.5倍の仕事量です。現実には災害対応をしなければならず、負担は計り知れません。そして忘れてはいけないのが、そのスタッフも被災者だということです。テントや車で寝泊まりし、家の片づけを後回しに出勤している人もいます。
- ■福祉を支える仕組みが必要
- こういう時に支えることができるのは、介護や医療の専門家だけです。介護福祉士、ヘルパー、看護師、理学療法士など。残念ですが、一般人がお手伝いできることはほとんどありません。
僕が身を寄せる施設には、「DCAT(災害介護派遣チーム)」「災害福祉広域支援ネットワーク・サンダーバード」「グループホーム協会」「老人福祉施設協議会」などのネットワーク組織が送り出す形で、多くの専門家が来てくれています。個人的に応援に来てくれる人もいます。それでもまだまだ足りませんし、いつまで継続してくれるのか不安がいっぱいです。
というのも、これらはあくまでボランティアで、必要経費は個人や法人が負担している場合がほとんどです。例えばDCATと似た名前の「DMAT(災害医療派遣チーム)」というものがありますが、これは国や都道府県などが派遣要請を行い、公的な費用で派遣されます。

図6　4月27日時点での情報発信(計20枚中最初の6枚を抜粋)

ネーターがほしいという要望がきましたが、そのような状況をメッセージに入れてメーリングリストで配信していました。ただし、個人情報の管理をどのように考えるかということが未整理だったと思います。今後、どのような考え方で、どこまで情報を広げていけばいいか、あらかじめ整理しておけるとよいと思います(表5、図6)。

❸ Google スプレッドシート

　インターネットのフリーのシステムを使って、情報を共有する方法はほかにもありました。利用した方法の1つは、Google のスプレッドシートです。これにより、インターネット上で、ワードやエクセルのファイルを加筆・修正し、公表できます。URL を関係者に送れば、誰がどこに何を持っていっているか、誰が何を欲しているかがわかるようにできました。URL を知っている人しか見れませんので、物の集まり過ぎも防げたと思います。

❹ スマートサプライ

i) スマートサプライとは

　東日本大震災の際の大活躍した「スマートサプライ」は、大変活用できました。これは、「ふんばろう東日本支援プロジェクト」による WEB システムです (URL: https://smart-supply.org/#/)。全国から集まってきた物資が停滞しないように、ほしいものとほしい人をスムーズにつなぐための機能をもっています。SNS で広く情報を拡散すると、物の集まり過ぎが発生して、現地の負担を高めます。スマートサプライは、必要な物資を必要な人に確実に届ける仕組みを提供しています。スマートサプライは、現地の被災者と、支援したい人と、WEB ボランティアで成り立ちます。被災者は、なかなか自分たちでインターネットを開いて、声をあげることが難しい状況です。声をあげても物が集まり過ぎる、ということも生じます。スマートサプライでは、WEB ボランティアが間に入ることで、現地の負担を最小にしながら、インターネット上で必要な物資を必要な量、募集することができますし、インターネットが

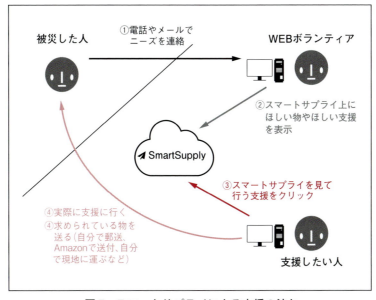

図7　スマートサプライによる支援の流れ

苦手な被災者の声も全国に発信できます。さらに送り方は、直接宅急便などで郵送することもできますし、自分が直接持っていく、Amazon で買って送るなど、さまざまな方法が選べます。支援したい人がこの人にこれを届けたいと思えばスマートサプライ上で、自分が何をいくつ届けるということをクリックして表明すれば、スマートサプライ上で募集している物品の必要量がリアルタイムで減少します。支援したい人が届けると決めた分が減るということです。その後支援したい人は実際に物資を送ったり、支援に行くなどのアクションを起こします。こうして、必要なものや支援が必要な量を、現地の負担なく、届けることができます。支援したい人は、例えば手元に「紙オムツ」といった現地で必要としているものをもっていなくても、Amazon などで購入して届けるということも可能で、東日本大震災をはじめとした数々の災害の支援においては活用されています (図7)。

ii) スマートサプライの利用の経緯

　私自身は、東日本大震災のときから、「ふんばろう東日本プロジェクト」が、さまざまなサポートのシステムを提供しているということを知っていました (スマートサプライの具体的な仕組みを熟知していたわけではありません)。当時私には、"現地の高齢者施設で56人を6人で不眠で支援している"という情報も入ってきており、ボランティアをマッチングするような仕組みがほしいと切実に感じる一方で、全国ネットによる支援にも限界があるだろうと感じていました。そこで、思い切って、「ふんばろう東日本プロジェクト」代表の先生にメッセンジャーを通じて連絡したところ、スマートサプライ担当者を紹介して頂き、スマートサプライを人的資源のマッチングに使うことができるのではないかという提案を受けました。突貫工事で準備をしてくださり、5月20日には人的資源のツールとしても使えるようにしてくださいました。5月20日時点では、介護現場は、ひとまずの急場はなんとかしのいでいるものの、ゴールデンウイークのボランティアラッシュも過ぎて疲れが見え始める頃でしたので、システムで施設のニーズとボランティアのニーズをマッチさせることができたことは大変ありがたいことでした。また、その頃には、避難所で日中、高齢者がぽつんと取り残されるという事態が起こり始めていました。被災のショックに加えて、人とのつながりが阻害されるというのは高齢者には非常に堪える状況です。そこで、「気晴らしサロン」という、避難所に取り残され孤立した高齢者を支援するサロン活動が being を中心に始められたのですが、そのときの支援者のマッチングにもスマートサプライを活用させてもらい、延べ150人のボランティアをマッチングすることができました。

　このシステムは、非常に活用しやすいので、ボランティアコーディネートを行う可能性のある人は、特に理解しておいて頂ければと思います (図8)。

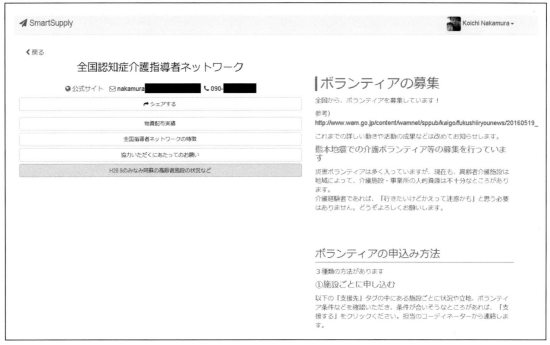

図8　全国認知症介護指導者ネットワークのスマートサプライページ画面

5 災害時のSNS活用

　以上の経験を根拠に、災害支援におけるSNSの活用について、以下にまとめてみました。

《後方支援者からみた留意点》

①電話は被災者の貴重な時間を奪うので、被災者に負担のかからないSNSからの情報を利用する。

②現地に連絡する場合は、聞きたい情報を短くまとめ、LINE・メッセンジャーなどを利用する。

③SNSを利用していない人の情報も意識的に収集(電話やメール、SNSでのやりとりの際)する。

④被災者が支援してほしいと思う人に絞って情報発信する(信頼関係ができており、支援してくれる確率が高い。ニーズと支援がマッチしやすい。結果の報告がしやすい)。

⑤情報の拡散に際しては、取得した時間や情報源を示す(現地の状況は刻々と変わる)。

⑥支援物資などが届いたら、SNSで共有する(支援者にも感謝が伝わる)。

⑦支援者を募る際は、不特定多数に対する情報拡散以外も活用する(情報を拡散するだけだと、遠慮もあり支援が得られにくい。支援が得られそうな人へ直接依頼も考える)。

⑧現地に行く支援者に対しては、効率が悪い(と見える)ことを指摘しないよう十分念押しする(知らない者同士の連携には信頼関係の構築が第一)。

SNSを活用したネットワークの成果について

せせらぎ　高橋　恵子

　発災直後、メールはサーバーダウンを起こしていました。使えるのは、ツイッター、Facebook、LINEなどでした。スタッフとは、LINEで情報交換をして、認知症介護指導者の友人やその研修担当である中村先生とは、Facebookで写真付きで情報を伝えていました。何しろ、昼間、ゆっくり電話する時間もないような時期でした。

　認知症介護指導者との信頼関係は、強固なものです。東京で合宿方式の研修を受け、認知症ケア仲間としての意識も高く、「認知症のおじいちゃんやおばあちゃんが困っている」と言えば、誰か駆けつけてくれると信じていました。しかし、余震で揺れて、道路事情が悪く、移動に3倍の時間がかかるような行程で、苦労させることは目に見えていました。

　それでも、今回、仲間を信じるしか術がなかったのです。中村先生は、認知症介護指導者の講師役で、時に兄や弟のようにみんなの相談に気軽に乗ってくれる人柄です。この中村さんに情報を集約し、指導者仲間にメッセージを伝えよう。無理や無駄のない支援をお願いしよう。活動の成果をFacebookに紹介し、皆さんの支援が届いていることを伝えようと思いました。

　支援の成果は、私の想像を超え、来る日も来る日も、新鮮野菜や衛生用品の支援物資が届き、地域の事業所に何往復も届けることができました。指導者の知り合いの顔を見つけるたびに、励まされ、また、顔がわからない新しい指導者の知り合いもできました。そんなとき、Facebookにアップすると、中村さんが名前を教えてくれました。私の頭はその頃は、ややクラッシュ気味で、記憶することができませんでしたが、FacebookのページがFacebook代わりになりました。SNSは災害時便利なツールです。

　南阿蘇の支援もこのようなSNSが活用されました。時に、SNSを活用していない指導者からは不満の声も上がりましたが、中村さんは、電話・メールも駆使して、できるだけ多くの声を拾ってくれました。これは、熊本出身であり、みんなと信頼関係を構築している中村さんだからこそできた、SNSによる遠隔地コーディネートだったと思います。

　認知症介護指導者の支援活動は、指導者仲間を超えて、甲佐町や西原村の被災者の癒しのためのカフェ活動にも及びます。その際もメール、スマートサプライ、FacebookなどSNSが活用されたのは言うまでもありません。

災害時のフェーズとケアの在り方
―主にストレスマネジメントの観点から―

CHAPTER 9

国際医療福祉大学　小野寺　敦志

■はじめに

　近年、日本各地でさまざまな自然災害が断続的に発生していると言えます。それに応じ、自然災害に伴う被災への備えの重要性も指摘されています。しかし、喉元過ぎれば熱さを忘れるではないですが、その当事者でない場合は、大規模災害が生じると自分のこととして考え備えを新たにしても、何ヵ月か時間が過ぎるとその意識も下がっていきます。

　個人的な話になりますが、2011年の東日本大震災の折には、私の実家も被災に会い、実家の家屋は津波に流されてしまいました。その中で、老親たちが無事に避難できていたことは、不幸中の幸いでした。そのような体験をしてはいますが、私の場合は間接的な体験です。そのためか、被災への備えは、時が経つにつれ自身の中で疎かになっていることは否めません。それではいけないと頭ではわかっていても、行動が伴わないのが実情です。

　この章では、被災からある程度時間が経過したときに、どのようなことが想定され、それをどのように捉え、どのような対策が求められるかについて、介護職の立場の理解や支援を含めながら述べていきます。

1 ｜ 日常から非日常へ、非日常から日常へ

　大規模な自然災害が発生した直後から数ヵ月の間に求められる活動は、「災害フェーズ」として発生直後の「フェーズ0」から発生後3ヵ月程度以降の「フェーズ5」に区分され、そのフェーズ時に求められる活動が提示されています。この点については、Chapter4「震災の支援とフェーズ」にその詳細を譲り、ここでは「フェーズ5」以降の時期についてのメンタルケアの在り方に焦点を当てていきたいと思います。

　自然災害は突然に生じます。大きな自然災害が生じると、それまでの生活が一変します。被災者の多くは、自宅を失い避難所生活から仮設住宅生活になります。これは、「日常」から「非日常」への移行と言えます。そして、自助・互助・公助の中で、再び日常生活へ復帰を果たしていく作業をしていきます。今度は、「非日常」から「日常」への移行と言えます。

　古賀と前田[1)]は、被災された方の心理状態を、①急性期(災害後3〜7日以内)、②亜急性期(災害後1〜3ヵ月以内)、③慢性期(災害後3ヵ月以降)、と3期に分けています。

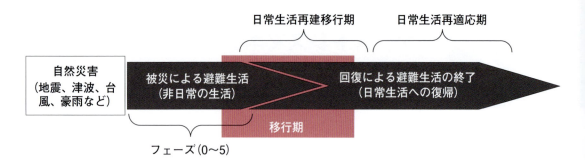

図9 災害を契機とする日常から非日常へ、そして非日常から日常への移行

そして慢性期では「被災前の日常生活をなかなか取り戻せない焦り」によっていろいろな不適応が引き起こされやすいことを指摘するとともに、「回復の歩みの個人差が顕わになり、それが被災者間の不信や、周囲の人々の無関心や『被災を理由に甘えているのではないか』というようなさまざまな憶測につながる」と指摘しています。

　このように日常から非日常そして再びの日常への変遷を、私見として図9に図式化してみました。上記でいえば「慢性期」にあたる前後から、新たな日常生活を獲得するための生活再建を被災者自身が希求し、行動に移っていくとともに、支援も本格化していくと言えます。つまり、非日常から日常に戻る作業が始まる「日常生活再建移行期」と言えます。そして住居を確保するなどの移行が済んだあたりで、改めて日常生活を本格化させる「日常生活再適応期」と呼べる段階になると言えます。なおこの呼び方は、本稿における独自の表現です。この時期は、仕事への本格復帰を果たす、新しい永続的な住居を確保する、自治会などのコミュニティの再建が再び行われていく時期であり、日常生活の新たなリズムをつくっていく時期と言えます。災害の状況によっては、仕事復帰はすぐになされるかも知れません。しかし、地域が被災した状況の中ですから、被災からの回復のための私的な作業や地域での作業をしつつ、仕事を行っていくことになります。それらが過ぎて、仕事を含め、災害の前に近い生活リズムを刻んでいきます。しかし、非日常から日常に戻るために、改めて日常生活に適応するための時間が必要になります。その点を知っていないと、知らず知らずのうちに焦りが出たり、不安が出たりして、ストレスを溜めてしまうことになります。

　このように、被災と向き合うことは、その後の生活復帰に際しては一定の時間を要するとともに、さまざまな自助努力や周囲からの配慮を受けながら、自らも周囲への配慮、自身への配慮をすることが重要です。

　自然災害により日常生活が中断され、災害によるさまざまな後遺症に対処することを余儀なくされます。そして時間の経過とともに後遺症への対処が進んでいくと、改善や回復されたところから順々に日常生活への復帰がなされます。しかし、順々になされるために、復帰された人と復帰途上の人というように、被災地に非日常の部分と日常の部分が混在する状況

が生じます。

　非日常と日常が混在するいわゆる「移行期」が、また新たなストレス源となって被災者である住民だけはなく、利用者支援を行っている介護職にもさまざまな影響を与えます。

　介護職自身も被災経験をしています。それでもケアという仕事をしながら、自分自身の日常生活の再建もしなければなりません。被災にあっていること自体がストレスフルな体験です。再建が着々と進めばよいですが、それが滞ってしまう場合もあります。一方で、利用者の日常生活の再建が着々と進んでいくのを横目に見ることになると、自分の現状と比較し、それがストレスになり、回り回って、業務へ支障をきたす場合もあります。援助職という立場と、自分自身も被災者であるという立場が、整理されて生活が続けられているうちは問題が生じません。しかしその2つの立場が整理できなくなると、ストレスを抱えることになります。

2 ｜ 置き去りにされる被災経験者の心理

　震災などの自然災害は、被災された方々にさまざま心理的問題を引き起こします。

　例えば「心的外傷後ストレス障害(PTSD)」「複雑性悲嘆」(近親者との死別体験をされた方の悲嘆反応)や「うつ病」「アルコール依存・薬物依存」「解離」(被災といった大変つらい体験をしているのに、感情表出に乏しく、人ごとのように自分の体験を語る)などが挙げられます[1]。

　これらは治療を要する心理的問題ですので、専門機関への受診、専門家らの支援が必要です。また、注意しなければいけないことは、これらの心理的問題が、被災後すぐに出現せずに、数ヵ月後に出現する人もいることです。そして先述した古賀と前田の指摘のように「周囲の人々の無関心や『被災を理由に甘えているのではないか』」という誤解によって、「うつ病」や「アルコール依存」は、本人のせいと受けとられ、周囲の無関心が自殺や孤独死につながっていく危険性があります。

　このように、被災からまだ日が浅いうちは、周囲も気にかけ、互いに気遣い合いますが、時間が経ち、被災地が徐々に日常を取り戻していくと、被災による心理的問題を段々と表現しづらいものにしていきます。さらに、日常への復帰の程度に差が生じれば生じるほど、日常生活に復帰できた人とまだ途上にある人の間に温度差が生じ、それがさらに被災による心理的問題を表現しづらいものにしていきます。

　自分自身の気持ちを表現しづらいというのは、介護職を含む対人援助職も同様です。そして、感情を抑制したりコントロールしたりする「感情労働」という援助職の特性が強調されるとさらに感情表現を控え、自分自身の中にいろいろな気持ちを抱え込んでしまうと言えま

す。それがさらにストレスを生じさせる結果になります。

3 慢性期以降の継続的なメンタルヘルス対策をしっかり行うこと

　非日常から日常への移行が進み、仮設住宅暮らしの人の割合が減り、被災以前の生活に近い様子が増えていくと、先述したとおり被災による心理的問題を表現しづらくなっていきます。孤独死やうつによる自殺は、生活が沈静化してから生じてくる場合が多々あります。それは、神戸の震災のときから明らかになっています。

　大切なことは、表現されないから、被災に伴う心理的問題が沈静化した、治まった、なくなったと軽視せず、表現されないからこそ、問題があるのだ、潜在化して出せないのだと捉え、支援の体制を継続することです。

　介護職を含む対人援助職の場合も、被災による影響がひと段落した後に、張り詰めていた輪ゴムが伸び切って切れてしまうように、燃え尽きてしまい、仕事を離れる場合があります。燃え尽き症候群を伴っていると言えます。被災中は張り詰めた気持ちで仕事をしていたので、自分自身の精神的消耗に目が向いていなかったのでしょう。一定期間が過ぎ、周囲を見渡す余裕ができ、自分を振り返ったときに、張り詰めて限界に近づいている自分に気づくのです。そして、自分が燃え尽きる前に、生活を変える選択をし、目の前の仕事から離れていきます。この選択は、本人の立場に立てば、自分の心身を守るためには最善の対応と言えます。

　介護職の対応の例は、自助です。自分自身を自分で助けることです。

　しかし誰もが、自分をうまく助けられるとは限りません。特に被災からの立ち直りを考えた場合は、互助、公助を軸に、長期的なメンタルヘルス対策をしていくことが必要です。

　互助としては、地域コミュニティの再建の過程で、自治会(町内会)の中に、被災後の心理的問題に対応する機能をつくることができるかどうかということになります。互助で期待される機能は、社会福祉法人による「地域における公益的な取り組み」です。孤独死やうつによる自殺は、地域の見守り機能が必要です。さらに、うつ状態に対しては、その兆候を地域の中で察知できる専門職(看護師、保健師、精神保健福祉士など。医師が地域に積極的に出ていければ医師)を有する社会福祉法人が地域に出て、単身高齢者や介護家族のメンタル面のアセスメントができるでしょう。また、自治会と一緒にメンタルヘルスに関する啓発講座を実施することも一案です。

　公助は、このような地域活動を支援することが、自治体に求められています。さらに、自治体は、非日常的な生活環境から日常的生活環境に移行できていない方々への継続的な支援を行うことが求められます。

　慢性期を迎えて、地域支援を行っていく際には、メンタルヘルス対策の一次予防(予防)、

二次予防(早期発見早期対応)の視点を再確認し、互助、共助に生かしていくことが大切です。その際、介護職同士も自分たちのための互助を行い、自助により自身のメンタルヘルスを健康な状態に確保していくことが大切です。

■おわりに

　被災者への支援の重要性を誰もが理解し、被災地支援が展開されます。マスメディアも被災直後の様子を取り上げることで、国民の被災地への関心を喚起してくれています。しかし、それが1年、2年、3年となると、時にマスメディアが話題として取り上げても、被災地から遠く離れた地域の人にとっては、その関心は少しずつ薄れていきます。そこで大切なことは、その地に住む人たちが、被災の経験を忘れずに、生活の中に自助、互助の機能をつくり継続させていくことでしょう。

　東日本震災後、親の様子を見に、二人兄弟の兄と交代で年に2～3回、田舎に帰るようにしています。帰るたびに、問わず語りで震災の体験が親から語られます。同じ話ですが、そうだねと耳を傾けます。それが両親にとっての自助であり、家族としての互助であると思っています。語ることで、振り返りながら、それでもなんとか生きているという喜びを確認しているのでしょう。語ることで、その気持ちを治めているのだと思います。そして、それを聴き答える私自身にとっても、震災で流された実家と、そこにあったはずの自分の若き頃の思い出を弔う行為になっているのかも知れません。

■文献

1) 古賀章子, 前田正治:災害被災者・犯罪被害者の心理社会的問題と治療・ケア. 臨床ストレス心理学 第10章, 津田彰, 大矢幸弘, 丹野義彦(編), pp 211-233, 東京大学出版会, 東京, 2013.

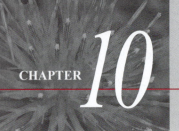

CHAPTER 10　復興支援ふれあい活動

■■■■■■ **1. 避難所カフェ「ふれあいホームほたる」** ■■■■■■

せせらぎ　高橋　恵子

■はじめに

　熊本県では、子どもから高齢者、障がい者も地域の誰もが住み慣れた地域で安心していきいきと暮らせる福祉のまちづくりを目指し、「地域ふれあいホーム」の整備が進められています。私たちが運営する小規模多機能ホームほたるは、甲佐町にあります。甲佐町は、県のほぼ中央に位置し、南北に清流「緑川」が貫流する自然豊かな農山村地帯です。町の人口は、1万1,016人、高齢化率は、35%(震災前)です。「地域ふれあいホーム」とは本来、地域福祉のトポスを意味します。小規模多機能ホームほたるに併設したふれあいホームは、平成21年から地域交流のため、喫茶・整体・配食など開業していましたが、平成23年、熊本県の地域福祉計画に賛同し、地域の縁側「ふれあいホームほたる」として再スタートしています。

　熊本地震があり、被災直後は、甲佐町では全町避難となり、小規模多機能ホームの利用者

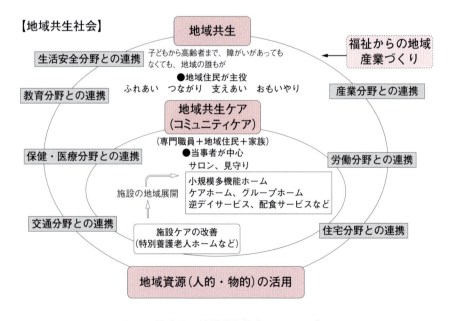

図10　熊本県　地域共生社会のイメージ

とスタッフも地域の避難所へ行き、地域住民とともに炊き出しをしたり、支援の必要な地域の方々を自然にサポートすることができました。その後、それぞれの自宅に帰られた後の交流のために、避難所カフェとして、ボランティアさんを交えてふれあい食事会を行いましたので、今回は、そのときのことをご紹介したいと思います。

1 避難所カフェに至るまで

　甲佐町では、熊本地震の一連の地震で105棟の住宅が全壊、600棟以上が半壊しました。避難所で支え合っていた方々の中には、高齢者単独世帯の方々もあり、今後の自宅の暮らしへの不安感もあったと思います。避難所カフェは、最初は避難所で行う予定でした。しかし、震災から2週間後、避難所では隣町で発生したような感染症を恐れ、食事の提供も自粛するようにいわれたのです。また、半壊以下は自宅に帰るよう町行政から話があり、いったん半壊以下の多くの住民が、ガレキを踏みながら自宅に戻ることになりました。

　私たちも、バラバラになった被災者に想いを寄せ、途方にくれましたが、認知症介護指導者の仲間や熊本地震後に支援に入ってくださった方々と協力し、ホームを急いで片づけて食材を持ち寄り、交流会を行いました。それ以降、地域の中でふれあい活動を続けています。避難所カフェと題して行ったのは2回、地域の避難所で炊き出しやふれあい活動を行ったのは4回、仮設住宅で、ふれあいバザーを2回行っています。

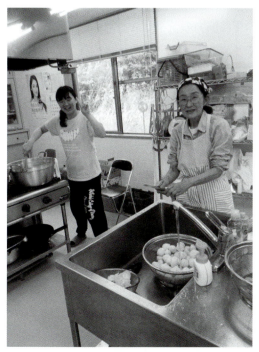
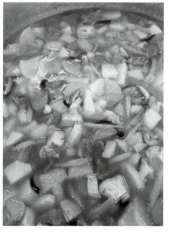

炊き出しボランティアと、野菜をたくさん入れただご汁

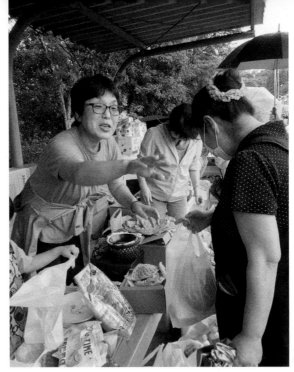

ふれあいバザーにて支援
物資を無償で提供

2 ふれあい活動の参加者

　これらの活動の協力者は、認知症ケアの仲間やホームレス支援の会や自然観察会の仲間など、多方面にわたります。皆さん、私たちのSNSで活動内容を見て、現状に合わせ、行き過ぎない支援を心がけてくれています。

　また、参加される方々は、被災した方々や小規模多機能ホームの利用者さんですが、避難所や仮設住宅の中にも、認知機能や下肢筋力の低下した高齢者の方々がいらっしゃいます。日中、ガレキの片づけで忙しい健常な方々以外が、仮設住宅に残っています。地域を離れ、孤立した様子も時にあり、心配です。「昼間は何にもすることがない」と言われる方もあり、継続的な支援を町全体で考える必要があります。仮設住宅のサポートセンターが組織化されたのは2016年の秋以降でした。そのためにも、私たちのような民間の活動が重要だと思うのです。

3 ふれあい活動の内容

　避難所カフェでは、最初の地震や2回目の地震で命からがら逃げた話、家族がそばにいなくて不安だった夜、地震の最中にタンスを起こそうとして、自分の背中の骨が折れた話など、傾聴に徹しましたが、大変なお話が聞かれました。「よくぞ、生きていてくださいました」と切り出し、「何か必要なものを教えてください」と聞くと、遠慮がちでしたが、ブルーシートや下着類など、その頃、必要でも店舗になかなかなかったり、1人で買い物に行けない不

便さを聞くことができました。そこで、その必要な支援の内容は、その都度、Facebook などにアップし、支援者の皆さんに知らせました。最後に仲よくなったボランティアの皆さんと食事をして、その日は感想を聞いて終わりました。共感的なボランティアの方々の話は、参加者の皆さんと一体になった感じがして、被災地域で生きる私たちも大変癒されました。

4 熊本地震からの復興を願って
── 仮設住宅や被災地域でのカフェ（ふれあい）活動と生活支援 ──

　いち早く甲佐町では、2016 年 4 月末から町内の 2 ヵ所で仮設住宅の建設が進められ、同年 8 月には、既に 90 戸が完成しています。仮設住宅に入る方々は、大規模半壊以上の方々です。

　カフェ活動を通じて交流する中で、その時々で住民ニーズが変わる瞬間を体験しました。また、仮設住宅の支援を通して、コミュニティの役割も再認識しました。最近では、ふれあい活動を続けるうちに、「何かしてほしいことがありますか？」と聞くと「あんたたちがこうして気にしてくれているだけでうれしい」、そんな言葉を聞くようにもなりました。人は社会的な生き物です。頼り、頼られて、支え合って。不思議と被災した方も「気晴らしになるから支援したい」と言われる方さえあります。熊本の復興はまだまだこれからです。私たちだけでは難しいこともありますが、支援して頂ける方々と力を合わせてこれからもふれあいカフェを続けていきたいです。

表6　平成28年度　ふれあいホーム活動・認知症カフェ活動一覧
《上益城郡甲佐町　グループホームせせらぎ・小規模多機能ホームほたる》

月日	場所	活動の種類	参加者	活動内容
5月6日	白旗福祉ふれあいセンター・白旗小学校	ふれあい食堂	炊き出し：70食 センターや体育館に残った高齢者との語り合い	栄養状態を考えた炊き出し活動と認知症介護指導者によるふれあい活動
5月14日	白旗福祉ふれあいセンター・白旗小学校	ふれあい食堂	炊き出し：70食 センターや体育館に残った高齢者との語り合い	栄養状態を考えた炊き出し活動と認知症介護指導者によるふれあい活動
5月17日	福祉センター鮎美	ふれあい食堂	炊き出し：70食 体育館に残った高齢者との語り合い	栄養状態を考えた炊き出し活動と認知症介護指導者によるふれあい活動
5月28日	白旗福祉ふれあいセンター・白旗小学校	ふれあい食堂	炊き出し：50食 体育館に残った高齢者との語り合い	栄養状態を考えた炊き出し活動と認知症介護指導者によるふれあい活動
6月12日	福祉センター鮎美	ふれあい食堂	炊き出し：70食 体育館に残った高齢者との語り合い	栄養状態を考えた炊き出し活動と認知症介護指導者によるふれあい活動
6月22日	ふれあいホームほたる	避難所カフェ	炊き出し：70食　参加者：60名 避難所で一緒だった高齢者・認知症介護指導者・県外からのボランティア・ほたるのスタッフと利用者	楽しい食事と認知症介護指導者によるふれあい活動、現在の課題整理のためのワーク
6月25日	白旗仮設団地	ふれあい市（フリーマーケット）	認知症介護指導者・県外からのボランティアが店員10名程度　来店者：40名	支援でいただいた物資を提供し、楽しくふれあいバザーを行う。高齢者は指導者がサポート。自室から出てこない高齢者は、おぶってきてもらった。
7月9日	白旗仮設団地・ちゃんこ前田	ふれあい市（フリーマーケット）	認知症介護指導者・県外からのボランティアが店員10名程度　来店者：40名	支援でいただいた物資を提供し、楽しくふれあいバザーを行う。高齢者は指導者がサポート。自室から出てこない高齢者にも声をかけた。
8月27・28日	ふれあいホームほたる	土壁ワークショップ	15名のボランティア	土壁をボランティア作業で作る・小規模多機能ホームとの交流
8月27日	白旗仮設団地	ふれあい夕涼み会	食事は、70食、参加者は、50名程度	「お酒も飲みたい」と言われて、ふれあい活動を行う。茶碗や洋服の支援もあり、フリーバザー。
9月17日	ふれあいホームほたる	三味線とコーヒー喫茶	コーヒー喫茶　30名程度 県内外のボランティア	楽しく三味線で合唱し、美味しいプロのコーヒーをいただいた。（AM）
9月17日	白旗仮設団地	三味線とコーヒー喫茶	コーヒー喫茶　30名程度 県内外のボランティア	楽しく三味線で合唱し、美味しいプロのコーヒーをいただいた。（PM）
9月17日夜	白旗仮設団地	ふれあい観察会	お茶とクッキー　20名程度 自然観察くまもとの指導員	夕方から鳴く虫の観察会 仮設に住む子供たちと自然観察くまもとの交流会をサポート
10月16日	白旗小体育館	認知症介護にわか劇	敬老会（白旗・たつので披露）各参加者300から400名程度	認知症の梅さんが大暴れする介護劇・認知症ケアの啓発活動
10月22日	たつの福祉ふれあいセンター	ふれあい食事会	食事は、60食、参加者は、60名程度 参加者小規模多機能ほたるスタッフ利用者・地域ボランティア（風と土の会）・民生委員・自然観察くまもと	雨が振り急遽、ふれあい食事会へ。甲佐町の自然環境について学んだ。利用者も参加し、交流した。
10月30日	ふれあいホームほたる	土壁ワークショップ	15名のボランティア	土壁をボランティア作業で作る・小規模多機能ホームとの交流
12月23日	白旗仮設団地	認知症カフェ	10名　参加 食事は、30名程度でふれあい食堂	認知症の予防活動とふれあい活動
2月26日	たつの地域	ふれあいウオーク	70名　ウオーク参加者小規模多機能ほたるスタッフ利用者・地域ボランティア（風と土の会）・民生委員・自然観察くまもと	認知症の利用者もクイズを出したり、下ごしらえをしたりして、参加、楽しく地域の自然を満喫
4月2日	白旗福祉ふれあいセンター	あーゆるカフェ	25名　医療職・介護職・ボランティア	生と死を考えるワーク・震災からの悩みを伝え合う場となった。

2. 小規模多機能ホーム「ほたる」の土壁復旧

大阪市立大学大学院工学研究科 　横山　俊祐

■はじめに：「入所者にとって、避難所暮らしは危機的な環境移行」

　「環境移行」とは、例えば転職や転勤、引っ越し、家族構成の変化など、さまざまな要因によって、自らの慣れ親しんだ生活環境や職場から新たな環境へと移り変わることです。移行すれば、新たな環境に適応しようとして移行者に大なり小なりの心身的なストレスをもたらします。とりわけ、大規模災害による避難所生活は、[物的環境の激変(喪失)]×[生活スタイルの激変]×[人的環境の激変]を併せ持つ「危機的移行」といわれ、健常者にとっても大きな苦痛となりがちです。ましてや介護の必要な高齢者には、過重なストレスとなり、心身状態の急激な悪化を招く危険性もはらんでいます。

　それに加えて、食事、排泄、移動、日常的な過ごし方などのあらゆる面で特別な介助・介護の必要な高齢者が、設備もスペースも十分でない体育館や公民館などの一次避難所で、大勢の避難者に混じって高密度で暮らすのは、本人・介護スタッフはもちろんのこと、周囲の避難者にとっても、大きな負担や我慢を強いることになります。グループホーム「せせらぎ」では、応急危険度判定で「危険」の判定がなされているにもかかわらず、さらには余震が頻発しているにもかかわらず、気兼ねのない生活を優先して、避難所を早々に切り上げて施設に戻ることになったのです。避難所は、「みんなが大変な暮らしを強いられている中で、要介護高齢者を特別扱いにはできない」ということのようです。

1 ｜ 復旧を可能にする「耐震補強」

　グループホーム「せせらぎ」と小規模多機能ホーム「ほたる」には、これまで建築の研究者・設計者としてかかわってきました。「せせらぎ」は、古民家を改修し、グループホームとして活用することを「住宅力」の発揮として高く評価する研究のきっかけとなった場所です。「ほたる」では、古民家の改修設計、ショートステイと地域交流スペースの増築設計に携わりました。

　近隣の益城町を震源とする激震に、てっきり２つの施設は、大被害を受けていると思っていました。地震の１ヵ月後に「せせらぎ」を訪ねると、案の定、「危険」の赤紙とともに瓦がずれ落ちて雨漏りが激しく、屋根一面ブルーシートに覆われ、天井に雨抜き用の大穴が開いていました。ところが、まったく意外なことに、建物の構造体にはほとんど損傷が認められず、十分ではないながらも既に生活は再開されていました。数ヵ所の壁面に施していた

耐震補強 (2001年施工：たすき掛けの筋かい・柱脚金物など) が効いたのでした。同様に「ほたる」も、瓦のずれ落ちと内外の漆喰壁や聚落壁 (砂壁) の剥落やひび割れが大規模に広がり、ブルーシートと青のプラスティック段ボールで覆われた痛々しい姿になっていました。ただ、鴨居が1ヵ所外れてはいたものの、耐震補強 (2001年施工：耐震軸組・貫構造の耐震控え壁・2階梁の落下防止・制震ダンパーなど) によって骨組みが守られていたために、内外装部を修復すれば、もとどおりになりそうです。

　高橋さんは、「寒くなる前に、壁の修復を終えたい。それも、これまでのような土壁・漆喰塗りで」と、いとも簡単に宣うたのです。震災から約1ヵ月後の5月13日のことです。大学生とともに建築に関することで被災地の復旧を支援したいと考えていましたし、入所者・通所者のストレスを軽減するには、震災前の生活環境をなるべく早く取り戻すことが重要ですので、「やりましょう」と安請け合いをしたのがコトの始まりでした。これまで、土壁仕様の住宅の設計図面は描いたことがあり、左官仕事も見たことがあったのですが、実践はまったくの「?」なのでした。

2 ｜ 計画的ではなく、場あたり的な復旧のプロセス

　「古い家屋を再生するときに生まれる復興へのエネルギー。若い人たちと伝統を守る活動として、とても楽しみにしています」との高橋さんからのメールに励まされて土壁塗りの準備を始めました。当初は、熊本県内の業者に材料調達と技術指導をしてもらう予定でしたが、震災の煽りを受けて、建設資材の不足、職人の不足、材料や工事費の急騰が進み、予想をはるかに超える高額の見積もりが出てきて頓挫してしまいました。そこで、「たまたま」知己を得た香川県在住の土壁の専門家に、木舞竹の編み方や土のつくり方など、さらには、技術指導と材料 (壁土・竹) を供給してくれる業者がいないかを問い合わせてみました。その間、未経験者ばかりの未熟な左官集団 (大阪市大建築学科の学生) のトレーニングのために、大阪市内の工事中の設計事務所の土壁の修復作業を行い、段取りや塗り方を覚えるだけでなく、その難しさと手づくりの面白さを体験しました。また、日本財団・平成28年度熊本地震NPO・ボランティア活動支援事業からの助成を得ることができ、材料費、学生の旅費や左官による技術指導の費用を賄う目処が立ちました。

　そうこうしているうちに8月を迎え、下塗りの日を8月27・28日に定め、いよいよ本番に向けての段取りを開始しました。まずは、土壁・木舞竹の材料調達と技術指導のための左官探しです。宇城市の壁土製造所は、震災で壊れた土練り機械の修理ができずに製造を中止し、香川県の専門家に紹介して頂いた福岡市近郊 (熊本は職人不足につき) の土壁専門の工務店は、熊本地震の影響で施工当日に技術指導する左官の手配がつかないとのこと。加え

て、土壁と木舞竹の代金も予想よりも随分高いものになっていました。不運に不運が重なり、修復方法も、痛んでいる箇所のみを部分的に補修するつもりでしたが、専門業者の見立てでは、下地の木舞竹より編み直して全面的な修復を行う必要があるとのことでした。また、壁土は、すさ(短く刻んだ藁)を混ぜて、水で練った後、数ヵ月の熟成期間が必要という説と、すぐに使える壁土があるとの説が交錯し、施工日程に合わせて適切な壁土が入手できるかとの不安もありました。簡単に考えていた木舞竹は、材木屋や建材店に片っ端から電話しても、知り合いの工務店に探してもらっても見つかりません。素人集団故の行き詰まり感が漂う中で、幸運な出会いがありました。実家(柳川市)に帰省したときに、やはり熊本地震で内部の壁に多数のヒビが入った隣家の補修に来ていた左官職人夫婦に「たまたま」出会ったのです。事情を話したら、施工予定日に都合をつけてサポートするとの嬉しい返事でした。あとは、壁土と木舞竹の調達です。熊本で設計事務所をしている教え子が紹介してくれた玉名市の左官さんに問い合わせてみたら、親身に相談に乗ってくださって、すぐに塗られる練った壁土があり、それは熊本県内の南関町で(5,000円/0.5㎥)、木舞竹は、ほたるの隣町の御船町の竹材屋にて安価(割竹:2m×100本=1,500円)で売っているとの力強い助言を頂きました。「偶然にも」、竹材屋は、高橋さんの子どもの同級生の家だったのです。工事費の高騰により、熊本県内の業者との協働がご破算になり、香川に飛び、福岡市近郊へ来て、最終的には、柳川市(福岡市に比べて熊本に随分近い)の職人と熊本の材料による土壁塗りへと地元に回帰していきました。

　8月27・28日の施工の日を迎えました。土壁は下塗り、中塗り、漆喰などの上塗りの3工程がありますが、初回は、下塗り作業です。トイレと事務室の壁(内・外の両面)の2ヵ所、長さにして二間半と、傷んだ内外壁のうちのごく一部ですが、利用者・運営者にとって各々重要な場所です。参加者は、準備・指導役のベテラン左官夫婦、前日から現地入りして張り切っている大阪市大建築学科の学生14名と教員2名、何かの支援をしたいと横浜から参加した娘婿の両親と筆者の妻の総勢21名で、関東・関西・九州の混成チームとなりました。左官夫婦のてきぱきとした準備と的確な指導により(柳川弁丸出しの説明を大阪の学生はまったく理解できないながらも)、ヒビの入った壁剥がし、貫の補修、木舞竹編み「えつりかき」といった下地づくりが順調に進みます。下地づくりはとても重要な作業ですが、プロの指導がなければ、おそらくこの段階で頓挫していたように思います。

　下塗りでは、左官夫婦の息の合ったお手本とバックハンドで下から上へ塗り込める等々の技術の伝授により、参加者全員が適材適所で、さらには、施設スタッフの子どもたちも参加して、真剣だけど楽しく、予定を超える速さと上手さ(?)で作業が進みました(図11)。昼食には、利用者や施設スタッフ手づくりの竹筒での流しそうめんや心のこもった郷土料理を味わい、復興支援に来た者が手厚いおもてなしを受けて、支援する－支援されるという関係

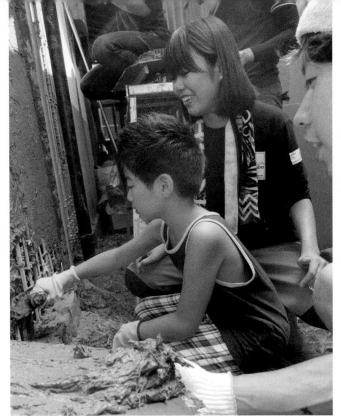
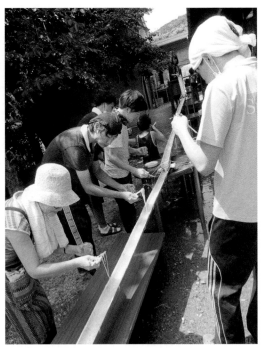

図11　子どもと一緒に下塗り作業　　　図12　昼食はそうめん流しと郷土料理

よりも、交流に来たような気分でした(図12)。

　下塗りした土の乾燥期間を2ヵ月程度とみて、寒くなる前の完了を目指して、10月30日に中塗りの作業となりました。できる限り地元の人たちと協働して作業を進めたいと思い、大阪市大の学生3名に加えて、崇城大学(熊本市)の西郷研究室の学生2名にも参加してもらいました。途中で帰宅予定の左官とピンチヒッターの息子さんとが準備・指導役です。下塗りのときとはずいぶん違う、粘り気の強い土を塗ることも知らず、また、壁への着きの悪さから中塗りはずいぶんと手こずりましたが、息子さんの見事なお手本と指導によって、なんとか完了しました。その後は、上から漆喰がうまく塗れるようにプロの腕によって、塗面を平滑にする作業が進みました。この日も施設スタッフの温かなおもてなしを受け、前庭の木陰で美味しい郷土料理をご馳走になりました。後日、左官夫婦によって、上塗りとしての漆喰塗りと、その他の破損した内外壁の塗り直しが行われ、目標としていた寒くなる前の復旧が完了しました。

■おわりに：目指したのは、「地域の」「地域による」「地域のための」復旧

　災害の後は、誰もが、できる限り早く、もとの日常生活や通常業務に戻りたいと願い、その拠点となる建物の復旧・復興に力を入れます。それが結果的に、職人・材料の不足と高騰を引き起こすのですが、古民家などの在来工法(伝統技術)に手慣れた職人は平時であっても不足していますので、復旧工事は特に後回しにされがちです。その一方で、こうした伝統

技術は、かつてプロの職人を中心にしつつも、工程によっては素人の地域住民が共に作業できるような平易さも備えていました。そこで、私たちが目指したのは、災害時でもふんだんに入手できる「地元の材料＝竹・土」と素人でも可能な「地元の伝統技術＝土塗壁」を用いて、大阪と「地元とのコラボレーション」によって、内外壁の復旧に向けてDIY(Do It Yourself：日曜大工のように素人が自作すること) を実施することでした。それは、災害時の資材・職人の不足を克服する効果的なモデルだと思います。手づくりとなれば、多少の不出来も許されるし、なんといっても災害後の重く沈んだ空気を転換するように、みんなで「ああでもない、こうでもない」「うまいだの、下手だの」と楽しく作業ができるのです。学生には特に、そうした素養(能天気さ？)が備わっていますし、とても重要なことのように思えるのです。

　また、支援活動とは、「支援する－支援される」という外部から被災地へ向けての一方的な行為だと思っていたのですが、実際には、支援する側も被災側からいろいろな支援を受けるという支援の双方向性(コ・サポート)や対等性があることを実感しました。誤解を恐れずに言うならば、支援の本質とは、一方的な施しではなく、被災者の中で潜在化し、希薄化してしまった自立の力や支援の力を引き出すことにあるのかも知れません。さらに、そうした支援は、何かを犠牲(損失)にするのではなく、支援者・被災者の両方に多くのことを与え、育ててくれるように思います。

　震災後に蒲島熊本県知事が、単に地震の前の状態に戻すのではなく、前よりももっとよい状態にする「創造的な復興」を目指すことをアピールされました。私たちの取り組みは創造的な復興ではなく、もとの状態に戻す復旧でした。しかしながら、災害を契機に何もかも刷新するのではなく、むしろ従前の状況や伝統を守ることで歴史や記憶の深みと幅とが増すように思います。回想法にかかわるかも知れませんが、過去の懐かしい想い出や環境のひとコマとして古民家が古民家であり続けることも、お年寄りにとっては必要なことでしょう。

　作業が終わり、高橋さんに宛てたメールを再掲して結びに代えたいと思います。
「土壁塗りは、初めての経験でした。研究室の学生は、施工等の建設現場ではなく、設計や企画等の机上の仕事を志望していますので、自ら手を汚し動かすことで初めて建築ができあがることを実感できた貴重な機会となりました。現場の大切さや面白さを学んだことだと思います。相変わらずの場当たり的な仕事の仕方でしたが、高橋さんはじめ、ほたるのスタッフの皆さんにとても親切に対応して頂き、改めてお礼申し上げます。左官の藤丸さんも頑張って下さり、満足の行く出来栄えだったのでしょう。漆喰まで塗り終わった外壁や内壁の仕事ぶりを、後日、ご案内頂きました。入所者・通所者で混み合っているようですが、今後とも、地域に根ざした穏やかな介護を進められますよう願っています」。

おわりに

　熊本地震の支援にあたって、私は被災した人や現地で支援をする人のサポートとなるようインターネットなどを利用し、情報を発信しました。その際に「物資は何を、どのように持っていけばいいか」「物資を運ぶ人の心がまえとは何か」「コーディネーターは、被災した人や支援者をどのように受け止められるか」といった具体的な情報がほしかったのですが、すぐには入手できませんでした。本書がそういった災害時の高齢者施設等の支援のための知識を得る手段の1つとして役立てられれば幸いです。

　災害時の状況を自分のこととしてリアルにイメージしたことがあるかどうかは行動のスピードや質を左右します。ここまで読んで頂いた読者の皆様には、被災した人、支援した人の体験を肌で感じて頂けたと思います。高橋さんはじめ被災された方々にとっては、一度でも体験したくない、そして思い出したくない経験だったはずですが、それを風化しないよう形にできたことは意義深いことだと思います。

　読者の皆様にとって、災害時にどのように行動すればよいかを考え、備えるツールとして、ご活用頂けることを祈念します。そしてこれからも、郷里・熊本の復興を応援していきたいと思います。

　最後に、このような機会をくださったぱーそん書房の山本社長にも感謝申し上げます。

平成30年5月吉日

中村　考一

つりぼし

謝　辞

　本事例集作成にあたり、東日本や九州地方の災害時にサポート頂いた先生方を中心に、ボランティアで執筆をお願いしたところ、皆様快く引き受けてくださいました。

　熊本出身で、認知症介護研究・研修東京センターの中村先生には、震災初期から状況をお伝えし、仲間を募って頂きました。活躍の様子は、本書で述べたとおりで、愛郷心のある中村先生の励ましに、「なんとか頑張らねば」という気持ちになることができました。多くの認知症介護指導者という同じ志をもつ仲間の支援も大変心強かったです。

　熊本県庁に出向していらしていた厚生労働省の山田局長（熊本時代の呼び方）は、総務省に異動になっておられましたが、熊本の災害の現状にいち早く反応し、厚労省の現地対策本部を熊本につくり、対応してくださいました。今回の記録を読んで、ご自身の宿泊先でもご苦労されていたことも改めて感じました。日頃なかなかお会いできない厚労省のトップの方々が、次々に様子を聞きに訪問してくださって、大変心強かったです。現地の物流支援で、疲れ果てていた熊本県庁の方々にも大きな励ましとなったでしょう。各県の介護支援やボランティアのマッチングにもご協力頂きました。これからもどうか熊本の復興を福祉の町づくりの観点から後押しして頂きたいと思っています。

　大規模災害時のDCATの活動として、実のある活動を展開してくださったのは、日本認知症グループホーム協会の災害対策に昔から携わってこられた新潟支部を中心とした各県のDCATの皆さんでした。岩手、石川、神奈川の皆さんも、4人1チームで、1週間ずつ泊まり込みで来て頂きました。特に先遣隊として入ってくださった皆さんは、ご自分の生活やお仕事との葛藤を抱えつつも、被災地では、冷静に温かく活動を続けてくださいました。

　以降、多くのボランティアの皆様が、熊本の支援に励んで頂きました。福岡支部の理学療法士の先生方や長距離の悪路を運転して来てくださった皆様にも心より感謝申し上げます。

　初期の災害支援の様子や甲佐町や益城町の現状把握、避難所カフェでのボランティア活動などは、千葉大学で災害看護を指導していらっしゃる先生方と連携して行いました。初めて会った先生方とゆっくりお話する時間もとれず、忙しい中で、失礼な態度を取ってしまったこともありました。岩碕先生は、そんな私たちの苛立ちも受け止めてくださって、2年ほど経った今でも、時々益城の被災地に来て、学生さんたちとボランティアを続けていらっしゃいます。あのとき、先生から震災のフェーズを教えて頂きました。「今も大変でしょうが、震災パラダイスが終わったときも現地では最も落ち込みやすいのです」という言葉はショッ

キングでしたが、私は、このことでスタッフの心理的サポートを必死でやらねばという気持ちになったのです。

　早期から支援を継続的に長期間続けてくださったのは、日本ホスピス・在宅ケア研究会の皆様で、訪問看護スタッフを中心とした看護視点のサポートは、現地の高齢者だけではなく、スタッフのストレスケアにも有効でした。参加されている方々の中には、見守りが中心で物足りないという方もありましたが、グループホームにおいて、対話や見守りの中に、自主性や意欲を引き出すポイントがあるため、それを共有できた方も多くいらっしゃいました。支援という枠組みを超え、認知症ケアに関して共感し合う場面が多くあったことが、私たちの自尊感情を高め、うれしく感じました。

　スタッフや自身のストレスが頂点だったときに、相談したのは心理の先生方でした。先生方は、震災パラダイスの終了時期を見計らって、熊本入りして、自律訓練法を用いたストレスマネジメントの講座を上益城地区や阿蘇地区で行ってくださいました。なかなか事業所一つひとつは回れない、スタッフ一人ひとりとは面談できない状況でも、講座や書面を活用して、被災者であり介護者である私たち自身が、内省・昇華させていくという自律的な心の成長につなげてくださいました。

　ほかにも自己成長を促す講座では、「笑顔のコーチング」などのボランティア講座などもあり、震災から半年以上経った頃でも心から笑えなかった私たちに、自己成長とスタッフの支援方法を授けてくれました。また、オイルを用いたマッサージのボランティアの皆様にも感謝申し上げます。スタッフの笑顔が見られて嬉しかったのを覚えています。

　熊本の建物被害は、本書にも示したとおり大変なもので、橋が30〜50cm上がったり下がったりしている状況や人吉や八代でも建物被害があったことを考えると、相当な圧がかかり、それが広範囲だったことがおわかり頂けるでしょう。甲佐町でも、比較的断層から離れた地域と、断層の側である白旗地区では、被害の程度も大きく違います。建物を強化しており、倒壊は免れても補修や改修が必要で、本当に途方にくれたものです。

　早期に建築の先生が来られたとき、大概、調査のことが多く、建築分野からの支援を訴えても、「今はどうしようもない」というお返事が多かった中、大阪市立大学の先生方は、「学生にも熊本地震のボランティア活動を通して、何かを感じてもらいたい」と思われたのだろうと思います。

　農村の古民家を生かした小規模多機能ホームは、甲佐町の農村にふさわしいものでしたが、地震の揺れで、土壁が落ちていました。昔の人は農村らしい知恵があり、竹や田んぼの泥、藁などの自然素材で、いくらでも修復できる技がありましたが、今はその伝統工法を知る人も少なくなっていたのです。専門職を福岡から探し出し、仲間と汗を流し、竹を組み、泥を練る、塗るという地道な作業の繰り返しは、学生さんたちに何かをもたらしたと信じています。

そして私たちは、あたたかい土壁ができるたびに、少しずつ復興への光明を感じるようになったのです。後方支援として、ご協力頂いた日本財団の皆様にも心より感謝申し上げます。

　熊本地震の際の支援活動・情報共有で活躍したのがSNSです。写真を使った説得力のある内容は、情報共有のツールとしても、震災の際の記録物としても大変有効でした。慌てて打っていた文章の乱れも、今になればリアルさとして伝わります。読み返すと、あまりの煩雑さに忘れていたことがたくさんあります。しかし、私たちは、熊本地震を体験した福祉や介護現場の一員として、他県や、後に地震を忘れ去られた故郷でも語り継いでいくことが、役割となったと感じています。それが、400年に一度の大地震であっても、とてもつらい経験でも、伝える必要があると思うのです。これからもSNSの記録であるハピログに記憶してあることを見直して、思い起こしていきたいと思います。

　時に、災害や支援を公表することで、私たちや支援してくださった方々が、傷つけられることがあります。支援することや情報を交換することは悪いことではありません。支援に行けなかった心の呵責が、目立つ人への攻撃に変わるとすれば、その方々もなんらかの形での支援を考えてくださる方がご自身の心も休まるのではないでしょうか？　今後、支援すること、されることが、当たりまえの災害大国である日本人の心となるように願っています。

　最後にぱーそん書房の編集会議で、うれしいことに長谷川和夫先生とお会いすることができました。長谷川先生はぱーそん書房の名づけ親だそうです。よく先生とは、先生が生み育てた認知症介護指導者の話になります。そして、この出会いがもとで、たくさんの方々と交流することができていることを私自身実感しています。尊い出会いの数々です。長谷川先生、山本様、ありがとうございます。

　この本の売り上げは、熊本地震の復興支援に活用致します。これから、皆様、旅行でも現地の調査でも、なんらかの形で熊本の復興に、再びかかわって頂けますように、よろしくお願い致します。余震が続く中、十分にお礼ができなかった皆さん、甲佐町に来たら、是非お寄りください。美味しい鮎でも食べに行きましょう。

高橋恵子および「せせらぎ」スタッフ一同

《高橋恵子　プロフィール》

東北福祉大学福祉心理学科卒業
平成12年8月、有限会社せせらぎ設立。代表取締役、グループホームせせらぎ管理者。有限会社せせらぎは、グループホーム、居宅介護支援事業所（甲佐町、熊本市）、訪問介護事業所（甲佐町、熊本市）、小規模型通所介護事業所（甲佐町、御船町）、住宅型有料老人ホーム（御船町）、小規模多機能型居宅介護事業所（甲佐町）など運営。
熊本県地域密着型サービス連絡会副会長・事務局、日本認知症グループホーム協会熊本県支部長
資　　格：看護師、介護支援専門員、介護福祉士、社会福祉主事、熊本県認知症介護指導者、認知症ケア専門士（上級）

《中村考一　プロフィール》

日本社会事業大学大学院博士後期課程修了［博士（社会福祉学）］
社会福祉士、介護福祉士
平成15年より認知症介護研究・研修東京センターに研修主幹として着任。現在、同センター研修企画主幹。認知症介護指導者養成研修で認知症介護のエキスパートとネットワークを構築しながら、認知症介護におけるOff-JTや認知症の人の事例検討、認知症介護の現場の課題解決の支援に従事。
主な著書：長谷川和夫・中村考一著「みんなで学ぼう　その人を中心にした認知症ケア」ぱーそん書房（2016）

大地震から認知症高齢者を守れ!!
―小規模介護事業所の実体験から―
ISBN978-4-907095-43-7 C3047

平成30年6月1日　第1版発行

編　著 ——— 高　橋　恵　子
　　　　　　 中　村　考　一
発 行 者 ——— 山　本　美　惠　子
印 刷 所 ——— 三　報　社　印　刷　株式会社
発 行 所 ——— 株式会社 ぱーそん書房
　　　　　　 〒101-0062　東京都千代田区神田駿河台2-4-4(5F)
　　　　　　 電話(03)5283-7009(代表)/Fax(03)5283-7010

Printed in Japan　　Ⓒ TAKAHASHI Keiko, NAKAMURA Kouichi, 2018

・本書の複製権・翻訳権・上映権・譲渡権・公衆送信権（送信可能化権を含む）は株式会社ぱーそん書房が保有します．
・JCOPY＜出版者著作権管理機構　委託出版物＞
本書の無断複写は著作権法上での例外を除き禁じられています．複写される場合には，その都度事前に出版者著作権管理機構（電話 03-3513-6969，FAX 03-3513-6979，e-mail : info@jcopy.or.jp）の許諾を得て下さい．